システムズアプローチによる
家族療法のすすめ方

吉川 悟＋東 豊 著

ミネルヴァ書房

はじめに

　1993年のこと。それは本当に偶然以外の何ものでもなかったのですが，私のまわりで象徴的なことが，春・夏・秋と3つ起こりました。伏線はそれぞれ前年からあったことなのですが，それがこの本を書くきっかけになったことと言ってもいいかもしれません。
　春。
　私のところに一冊の本が郵送されてくると共に，電話がかかってきました。電話の主は，言わずとしれた当時九州大学心療内科にいた東豊からで，送られてきた本は『セラピスト入門―システムズアプローチへの招待―』（日本評論社，1993年）でした。そんな本を書いているとはつゆ知らず，『こころの科学』で連載しているので，いずれは……という思いがあった程度でした。しかし，本を手にした感想は，失礼千万ながら「あかん，また先を越された」という思いでした。（すでに多くの愛読者を持つ東に，こんな偉そうなことをいうと怒られそうですが……。）
　電話の内容は，何のことはない本の売り込みでした。ただし，それは通常の話ではありません。システムズアプローチの説明はしましたが，本当にこの説明でわかるだろうか，という質問を込めたものでした。すでに本が出来上っているにもかかわらず，私の方が理論に長けているから，何より，こんなわかりやすくしたら，何かまずいことが起こらないか心配だとの話を含めながら「何冊くらい売ってくれる？」という相談でした。
　「ほっといても売れますよ，この説明，よく出来てますよ」
　「そうやろう，それだけは自信があるねん。そやけど，あくまでも『入門』のレベル。そう思わへんか？」
　「この本は，行間にいろいろつまりすぎていませんか。この説明はいいとし

ても，このままやってみようということになったら，やっぱりむずかしいと思いますよ」

「そやがな，それやがな。本読んでやりました，失敗しました，というクレームが心配やねん」

「でも昔，ヘイリーとエリクソンみたいな本（ヘイリー著，アンコモンセラピー，Haley, J.: *Uncommon Therapy—The Psychiatrie Techniques of Milton H. Erickson MD.* WW. Norton, 1973. 内容はエリクソンの臨床についてヘイリーが解説している。）があったら，本気で臨床やろうと思っている人にはたすかるっていう話をしましたやん。本人が言わなくても，けっきょく自分の力量の問題なのは気がつくでしょうし，そこからが臨床家のプロになるか，アマチュアの相談屋になるかのちがいですやん」

その後，この『セラピスト入門』はベストセラーになったことは言うまでもありません。ただし，一部の方からは，「詐欺や，システムズアプローチは書いてあるほど簡単なもんやない！」とか，「なんや，簡単なんや，と思ってやったら，えらい目にあった」とかいう話ばかり。専門家になれるかどうかをはっきりさせる，怖い入門書です。

夏。

私の主宰するシステムズアプローチ研究所で恒例の「サマーワークショップ」というのがあります。そこに「システムズアプローチ入門コース」というのがあります。そこでは，これまであれこれワークショップの内容を考え続けていたのですが，やっと基本となるプログラムができ，それに準じてワークショップを行いました。

主に医療関係者の方が多いのですが，実際の出来事が起こったのは直後からでした。「習ったとおりの〈ものの見方〉を使ってみたら，なんと困っていた事例があれこれと動き出しました」「騙されたと思って使ってみようという気になってやってみたんですが，あっけない程良くなるんでびっくりしています」という報告が数件入りました。

特別なことをやったわけではありません。ただ，徹底的に「ここまでは理解

はじめに

してもらおう」という姿勢でプログラムをこなしたのです。ワークショップは3日間のコースですが，終わる頃には参加者のほとんどが疲れ果てていました。それも，肉体的にではなく，精神的に異次元の体験をしたということでした。

ここでやっと自信が持てたのは，やはり徹底的に基礎的な認識論を転換させることができれば，その後の応用は臨床経験のある人にとってはそれほど困難なことではない，という確信でした。それは，今も続いています。

秋。

ぐずぐずした仕事をしていて，やっとの事で出来上がった『家族療法―システムズアプローチの〈ものの見方〉―』（ミネルヴァ書房，1993年）は，はじめての単著でした。その時も編集の担当でお世話になった寺内一郎氏から著書名の相談をしました。それまでは「セラピストの考えていること」みたいな題名をと考えていました。ところが，「家族療法」にしたいとお聞きし，相当ぐずった記憶があります。何度か尻込みを続けました。でも，そこはやっぱり商売人。「セラピスト云々では売れないですよ」と言われ，引き下がりました。（今となってはこの決断を引き出していただいたことに感謝しております。）

反響は「凄くよくわかる」というのが3割，「難しすぎて全然わからない」が5割，「うーん……」2割，両極端の印象でした。ここで東豊からまたまた凄いコメントが帰ってきたのです。

「あの本な，よう書けてる。感心したで，いつ書いてたん？ まあ，なんにせよ，これでワシの本は，露払いみたいなもんや」

「なにをよいしょしてはるんですか，臨床の実力が違いますやん」

「いや，そんなことはない。だってなあ，この間もな，……」（以下，ケースのやりとりとなった。）

その時に思いだしたのが，先の本の前書きにもあるように，「東豊の臨床を余すことなく説明すること」という約束でした。

この3つの事件は，私にとって忘れていたものを思い出させると共に，新しく必要なことを書きたいというエネルギーを与えてくれたように思えます。

東豊の臨床や発言などを見聞きする多くの人は，「すごい」とはじめに思い，

iii

「天才」と賞賛するそうです。でも，側でそれを聞いている度に思うのは，「こんなん当たり前やん」という印象です。何が当たり前か，彼には小難しい理論は一切ありませんが，それに代わる感性を磨く姿勢と，そのために自分のできていることを客観的に評価し続ける厳しい目があります。加えて，砕け散りそうなほどの精細さと，それを覆うための人に対する信頼があります。それらを天賦のものとして多くの人が見続けていることを「間違いですよ」と伝えること，それが本書の隠された意図の一つです。

　また，家族療法ではなくシステムズアプローチという実体なき臨床の一分野が，他の心理療法と比べてそれほど人という存在を無視したものではないことを強調したつもりです。家族療法が操作という言葉によって否定され，システム論という臨床に馴染みのない理論を背景としているため，人に対する配慮が足りないとされてきました。

　しかし，人を心理学的な視点で見ることだけが臨床の前提なのではなく，人を人として理解するための指標がなんであれ，人を無視したところで臨床は成立しないと思います。むしろ，臨床が援助ではなく，正統なサービスとして位置づくためには，これまでのような心理学的な視点のみで臨床を行うのではなく，より大きな社会集団を見据えた中で個人を扱う繊細さが必要だと考えます。本書ではその視点をちりばめたつもりですが，宝探しのようになっているかもしれません。

　最後に，できることならば，本書によって少しでも多くの臨床サービスの現場にいる人たちが，目の前にいる人のためにできることを自らに課す，という姿勢が定着することを期待します。

21世紀を目の前に控えて

吉川　悟

システムズアプローチによる
家族療法のすすめ方

目　次

はじめに

第1章　家族療法からシステムズアプローチへ……………1
Ⅰ　家族療法の誕生した時代背景……………………………2
- Ⅰ-1　精神分裂病の家族研究…3
- Ⅰ-2　社会精神医学の視点の発展…5
- Ⅰ-3　抗精神病薬の発見…7
- Ⅰ-4　反-精神医学…9

Ⅱ　初期の家族療法の認識論から生まれた
「システムズアプローチ」………………………………10

Ⅲ　家族療法からシステムズアプローチへの変遷過程………13
- Ⅲ-1　方法論の発展によるシステムズアプローチへの影響…14
- Ⅲ-2　認識論の発展によるシステムズアプローチへの影響…15
- Ⅲ-3　コンストラクティヴィズムとブリーフセラピー…17

Ⅳ　どれが日本でのシステムズアプローチか………………19

第2章　方法論としてのシステムズアプローチ……………22
Ⅰ　システムズアプローチの基本的な考え方………………22
- Ⅰ-1　システム理論の利用…22
- Ⅰ-2　コミュニケーション公理・理論の利用…25
- Ⅰ-3　枠組みという考え方の利用…27
- Ⅰ-4　サイバネティックス認識論の利用…30
- Ⅰ-5　言語システム理論と言説…31

Ⅱ　システムズアプローチと呼ばれている方法論の共通性………33
- Ⅱ-1　何を問題とするか…33
- Ⅱ-2　どのように治療構造を決定するか…35
- Ⅱ-3　どのような治療過程をとるか…36
- Ⅱ-4　どのようなことが治療的働きかけとなるのか…38

Ⅲ　最近のシステムズアプローチ………………………………39

目　次

第3章　治療者Hの変遷 …………………………………………………… 41
　　　　　──臨床における変化の導入をどのように位置づけてきたか──
　　Ⅰ　それはたった一行の記述から始まった ………………………………… 42
　　Ⅱ　家にひきこもって…… ………………………………………………… 49
　　Ⅲ　「虫」はどこから登場したのか ………………………………………… 58
　　Ⅳ　理論的な面からの記述──認識と着想，そして理論化へ …………… 66
　　　　Ⅳ-1　既製服，オーダーメイド，フリーサイズ…66
　　　　Ⅳ-2　発想と着想の発展…70
　　　　Ⅳ-3　面接での触媒としての治療者…74

第4章　どんなことに意識を向けているのか …………………………… 76
　　　　　──治療者Hの治療という行為や治療者についての散文から──
　　Ⅰ　コントロールに意識が向いていると ………………………………… 76
　　Ⅱ　枠組みに目が向いていると …………………………………………… 80
　　Ⅲ　治療の展開に目が向いていると ……………………………………… 88
　　Ⅳ　ある程度して達観したような立場であると ………………………… 97

第5章　治療者Hの面接の逐語録 ………………………………………… 102
　　　　　──それぞれの瞬間におこっていることを，どう把握し，
　　　　　　どう働きかけているか
　　Ⅰ　逐語からなにをどう読みとるのか …………………………………… 102
　　Ⅱ　かつゆき君（7歳）の症例記録 ……………………………………… 104
　　Ⅲ　面接に導入されるまでの経過 ………………………………………… 175

第6章　治療者Yにとっての「対話」とは ……………………………… 177
　　　　　──治療の中の特徴的なひとことずつの対話のあり方について──
　　Ⅰ　そこでは何が見えているのか ………………………………………… 178
　　Ⅱ　そこでは何をしようとしているのか ………………………………… 180
　　Ⅲ　相互作用の中の治療者 ………………………………………………… 187
　　Ⅳ　「落差」は本当に特徴なのか ………………………………………… 189

- V 落差の基本となるもの……………………………………………192
- VI 治療者の意図があるとすれば……………………………194
- VII 問題の再構成………………………………………………………197
- VIII ひとことずつのつなぎ……………………………………………200

第7章　システムズアプローチはどこへ?………………202
- I 言葉にならない「言葉」を駆使して…………………………203
  - I-1 言葉に対するひっかかり…204
  - I-2 言葉は意味を内包しているというモノの見方…206
  - I-3 枠組みは,存在か,意味か…210
  - I-4 言語システム理論の有益性…212
  - I-5 何のために話をしているのか…215
- II システム理論の進化とともに………………………………219
  - II-1 オートポイエーシスとの接点…220
  - II-2 オートポイエーシスの基本的枠組みとは…223
  - II-3 オートポイエーシスによって
       システムズアプローチはどう変わるか…225
  - II-4 オートポイエーシスを部分的に利用した
       システムズアプローチ…227
- III 2人のシステムズアプローチを振り返って…………………230

あとがき

第1章
家族療法からシステムズアプローチへ

　世に「家族療法」をご存じの方は多いと思います。しかし、「システムズアプローチ」のことをご存じの方は、まだまだ少ないといわざるを得ません。加えて、家族療法とシステムズアプローチの違いを明確に説明できる人は、ごくわずかなのかもしれません。

　本書で扱おうとしているのは、システムズアプローチであって、家族療法ではありません。そのことを明確にするために我々がない知恵を絞ったのですから、本書の目的を最初に結論づけてしまうことはおかしいのかもしれません。しかし、一方で家族療法とシステムズアプローチの違いをある程度でも明確に示すことが必要だと考えました。したがって、まず最初は家族療法とシステムズアプローチの理論的な違いを明確にすること、そのためにそれぞれのアプローチの関連性を明確にし、その発展経過の中でどのような違いを生むに至ったかについて述べることから始めたいと思います。

　すでに家族療法とシステムズアプローチの違い、そしてそこから生まれたSolution Focused Approachや解決志向のアプローチとされるブリーフセラピー、そしてもう一つの発展であるナラティヴ・セラピーやその背景にある社会構成主義などのそれぞれの違いについて十分ご存じの方は、笑って読み飛ばしていただいても結構です。以下の説明は、理論的発展や方法論的進化としてより、認識論的な違いを中心としてあるため、方法論的な類似については深く記していません。それぞれの臨床家がそれぞれの使い方で違いの出る方法論的な差違については、独自の検討のための視点があると思います。

ただ，この本で採り上げる基本となる「モノの見方」は，以下のような違いを常にはらんでいるものであり，そのことを十分に理解しておいていただくことが，以後本書を読むに当たって誤解を生まないための必要条件だと思います。

I 家族療法の誕生した時代背景

　まず，「家族療法」とは，ベル（Bell, J.）の勘違いによって1940年代に実践された方法論の総称で，家族と治療のための面接を行うという視点を持つという意味においては，当時は画期的な臨床方法であるとされました。それは，その時代の心理療法が，その対象として常に一定の個人の内的世界に関心のすべてが向けられるべきであるとされていたからです。つまり，その時代の主たる治療方法であった精神分析療法には，「その個人（患者と呼ばれる当人）とかかわりのある者との接触はしてはいけない」という原則があったからです。治療の方法論としては，基本原則が遵守されていない限り，その方法が認められないという前提があった時代に，その前提を破棄して家族療法は始まっています。

　少しこの時代の原則が忠実に守られていた理由について考えてみましょう。当時の精神分析療法では，患者の治療者に対する転移を治療の基礎とし，その転移によって生じる様々な過去の対人関係のゆがみを解釈し，治療においてそのあり方を焼き直しする作業をするためには，「治療者＝患者」の二者関係が心理療法の基本で，絶対に変更ができない原則となっていました。治療場面に関係者が登場することはおろか，治療の内容についてもだれにも話してはならないということが，治療のための約束事として決められていたのです。治療の中で話される内容は，患者の発言だけでなく，治療者の発言でさえも，治療の途中の段階では，絶対的な秘密のベールをかぶっていることが前提だったので

---

(1) 鈴木氏の論文が最もこのあたりの詳細について記してあるので，興味のある方は参照されることをお勧めする。（鈴木浩二：「家族療法の父」John E. Bell 博士，家族療法研究 1-1, pp. 82-84, 1984。）
(2) 下坂幸三：フロイトの公の顔—その面接の一端と診療室—, 精神療法の条件, pp. 77-85, 金剛出版, 1988。

す。

　こうした精神分析療法が全盛の時代に生まれた家族療法は，やはり心理療法の世界にとっては異端でした。反‐精神医学の流れの中に家族療法が位置づけられることも少なくありませんが，それはこうした社会背景があったからです。

　しかし，一方では，社会的な変化や科学における認識論の発展による影響，様々な意味での社会的状況の変化という大きな流れが，精神分析療法全盛の体質に変革を迫っていたことも事実でした。1つは，「精神分裂病の家族研究」であり，1つは，「社会精神医学の発展」で，1つは「抗精神病薬の発見」，そして最後は「反‐精神医学」という4つです。これらは，後の家族療法とシステムズアプローチの分裂ともある程度関わっていると思われるため，少し詳しく説明しておきたいと思います。

I-1　精神分裂病の家族研究

　まず，「精神分裂病の家族研究」は，精神分裂病の病因論として一部に疑われていた「精神分裂病の発症機序には，遺伝的因子が関連しているか否か」というテーマを明確にするための研究といってもよいかもしれません。いわば，精神分裂病が「先天的な遺伝因子によって発症するものか，後天的な環境因子によって発症するものか」という議論を終結するための研究でした。そこに用いられたのは，遺伝因子の有無が最もはっきりされるという「一卵性双生児，いわゆる双子の家族研究」がそのきっかけだといわれています。

　このような研究に必要な条件としては，後天的因子である「家庭生活」が研究対象として選ばれました。それは，遺伝的因子を強調する立場の研究者にとって家庭生活という日常の要因は，極力その差異を排除すべき対象でした。そのために，家庭内の相互作用によって対象となる双子が，日常的には同様の

---

(3)　一部の心理学・精神医学の辞書における「家族療法」の解説としてこのような記述がみられる。井村恒郎：分裂病家族―テストにあらわれた家族内関係―，精神医学研究，みすず書房，1967。

(4)　日本でのこの種の研究は，小川信男氏の研究が参考となる。（小川信男：精神分裂病と境界例，金剛出版，1991。）

影響を受けてきたことを証明する必要があったのです。後天的因子としての心因や生物学的発達過程の因子を強調する立場は，この研究の中での双子のそれぞれに対する他の家族のかかわり方の違いに注目しました。そして，家族によっては同一家庭内での子どもであっても，それぞれに異なる処遇を受けていることがあり，それが個人の病理に波及しているという視点が取り入れられるようになりました。

こうした家族研究によって得られた知見は，精神分裂病の遺伝因子の解明という研究テーマに対しては否定的な貢献をしましたが，家族の日常という何気ない存在が研究対象になることで，新たな病因として「家族のかかわり」が注目されるようになりました。これを顕著に示すものは，精神療法のある種の考え方に大きく影響し，再度臨床的な知見からの影響を受けるという相関関係を，初期の段階から示し始めています。

初期段階では，「分裂病を作る母親（Schizophrenogenic parent）」という概念によって分裂病の心因説に母子関係を取り入れたフロム-ライヒマン（Fromm-Reichmann, F.）の研究（1948）がよく知られています[5]。そして，精神分析の世界にも反映され，アンナ・フロイトとの議論を繰り返したクライン（Klein, M.）の「対象関係論（Object relations theory）」（1940年代）と融合することで，その後の「ほどよい母親（good enough mother）」という概念（1958）で知られるウィニコット（Winnicott, D.）らを生み出しています。

家族がどのように患者に影響しているかを知るためには，家族で行われているコミュニケーションが着目されることとなりました。直接的に家族のコミュニケーションの相互作用と「逸脱行為」の関係について焦点を向けた研究は，「偽相互性（pseudo-mutuality）」という家族内の相互作用の特徴を類型化したウィン（Wynne, L.）の研究（1955）[6]，「分裂した家族（schismatic family）・ゆがん

---

(5) 現在はこの「分裂病を作る母親」という病理学説は，おおむね破棄されている。Fromm-Reichman, F.: Notes on the mother role in the family group. *Bull. Menninger Clinic*, 4. p. 132. 1940.

(6) Wynne, L. C., Ryckoff, I. M.: Pseudo-Mutuality in The Family Relationship of Schizophrenics. *Psychiatry*, 21. pp. 205-220. 1958.

だ家族(skewed family)」という家族の中心的存在で親世代である夫婦という単位の相互作用の特徴を表したリッツ(Lidz, T.)の研究(1965)[7]などがあります。そして、最も家族療法の発展に貢献したといわれているのは、「精神分裂病の理論化に向けて(Toward a Theory of Schizophrenia)」の論文(1956)を成立させるに至ったベイトソン(Bateson, G.)らのパロアルト・グループであることはいうまでもありません。[8]

このように、精神分裂病の家族研究は、遺伝因子の発見のために行われたものだったにもかかわらず、その研究過程で「家族自体を病因として扱う」という偉大な副産物を生むことになったといえるかもしれません。それが今日の家族療法を中心とした様々な精神療法への貢献だったと考えられます。

I-2 社会精神医学の視点の発展

ソーシャルワークの世界では、個々の社会的資源を把握しておくことが業務上の最低必要限の役割だといわれています。いわば、「どこにどのような援助のための関係者が存在しているのか」という最新の情報を掌握しておくことは、ソーシャルワークのための基本的姿勢だと考えられます。

この考え方は、19世紀後半のイギリスを中心として発展した、援助技術の基本的な視点の一つだといわれています。しかし、こうした基本的な姿勢が社会的に受け入れられるようになるまでには、ずいぶんと時間がかかっています。社会的資源に関する情報収集という視点は、「それぞれの情報をそれぞれ単独で掌握していること」ではなく、社会的なネットワークの中で様々な患者さんたちを位置づけることを前提としなければなりません。いわば、ソーシャル

---

(7) Lidz, T., Cornelson, A., et al.: The intrafamilial environment of schizophrenic patients. Marital schism and marital skew. *American Journal of Psychiatry*, 114. p. 241. 1957.

(8) このグループ(1949にはじまり、グループとしての活動は1952-62)は、Bateson, G. を中心に、コミュニケーション研究者のヘイリー(Haley, J.)、ウィークランド(Weakland, J.)によって成立し、後に精神科医のジャクソン(Jackson, D. D.)が加わっている。Bateson, G., Jackson, D. D., Haley, J., Weakland, J.: Toward A Theory of Schizophrenia. *Behavioral Science*. 1: 251-256. 1956. (佐伯泰樹、佐藤良明、高橋和久訳:分裂病の理論化に向けて―ダブルバインド仮説の試み―、精神の生態学、pp. 295-329, 思索社、1986。)

ワークに不可欠な視点というのは,「社会的資源の掌握」ではなく,「社会的資源のそれぞれの専門性の相互浸透部分の掌握」であり,「それぞれの間での相関関係の把握」という大きな意味を持つのだということが明確に意識されるようになったということです。

そうしたソーシャルワークの世界では,パーソンズ (Parsons, T.) のソーシャルワーク・システム理論が援助技術の発展段階で占めた役割は,計り知れないものがあると考えられます[9]。しかし,こうした視点が生まれるためには,精神医学モデルの中での「社会精神医学」の位置づけがなければならなかったと考えられます。

社会精神医学の視点では,患者の権利を精神疾患の場合にどのように位置づけるかという問題が最初の中心的課題でした。その後は様々な視点から患者の社会的ネットワークに対する視点が拡大してゆき,その社会的ネットワークの一部に「家族」が位置づけられていたことが,後の家族療法の発展の契機となったといわれています。

社会精神医学の視点は,アメリカでベルナップ (Belknap, I.) が『州立精神病院における人間の問題』(1956) を著し[10],イギリスでジョーンズ (Jones, M.) が患者自治組織を実践した後に『社会精神医学』を著したこと[11]が大きなきっかけとなっています。その後,1963年のケネディ (Kennedy, J. F.) が提出した『精神病及び精神薄弱に関する教書』によって地域精神保健 (Community Mental Health) への理解が深まり,カプラン (Caplan, G.) によって『コミュニティー精神医学』(1961) により体系化された「予防」という視点が導入され[12]

---

(9) パーソンズのソーシャルワークシステム論とは,基本的には社会システム理論である。それは,役割理論として著名で,他者の行為内容への期待によって役割が決定されるとする相互影響モデルの核をなしている。(Parsons, T.: *The social system.* Routldge & Kegen Paul Ltd. 1951.)
1949年にベル (Bell, G. M.) とジョーンズ (Jones, M.) が,精神病院を治療の共同体として位置づけるために行った活動の象徴が「患者自治会」である。これによって,精神医療の世界に「患者の権利を認める」という視点が導入されるようになった。

(10) Belknap, I.: *Human problems of a state hospital.* Blakston, McGrow Hill, 1956.

(11) Jones, M.: *Social Psychiatry.* Tavistock Publication, 1954. (元吉訳:社会精神医学,牧野出版社,1972。)

(12) Caplan, G.: *An Approach to Community Mental Health.* Tavistock Publication, 1961.

ました。そして，オーズワルド（Auerswald, E. H.）が提唱した生態学的システムアプローチ（ecological systems approach）のように，システム理論を積極的に導入した地域精神保健活動の報告もされています（Auerswald, 1968）。そこには，様々な専門家を精神保健組織に集めさえすればよいという当時の風潮に対して，「問題を全体的に俯瞰できるシステム思考の精神保健の専門家が不可欠である」と明確に述べられています。

この「患者の治療を患者の日常的な関係者のネットワークの中で行う」という現在では当たり前に語られている視点は，当時の精神病院という閉鎖的な組織の中で，患者個人を対象とした精神療法を中心とした方法論だけでは不十分だったと考えられます。そこでは，オーズワルドが提唱した患者の社会的なコミュニティを視野に入れたシステム論の発想に注目が集まりました。そこから，一方では家族療法がシステム理論を背景に誕生し，1970年代後半より，エコ・システミック・アプローチ（Eco-Systemic Approach）などがソーシャルワークの世界で発展しました。これらは，患者個人ではなく患者のネットワーク自体を治療的資源として位置づける基礎となったと考えられます。

Ⅰ-3 抗精神病薬の発見

さて，「抗精神病薬」のことについては，薬理学の専門ではありませんので，正確な記述ではないことを最初にお断りしておきたいと思います。

それまでの精神医療の体質は，「社会からの保護」という建前論を前提に「社会からの患者の隔離」という差別的な視点が病院や治療の中心的課題となっていました。しかし，抗精神病薬の普及は，これらの治療機能を持つ社会的な治療ネットワークに「患者の社会化への窓口」という新たに本来あるべき機能を果たすために最大限の貢献をしたと考えられます。

抗精神病薬の発見までの精神医療の歴史は，精神分裂病を中心とした，いわ

（加藤正明監訳：地域精神衛生の理論と実際，医学書院，1968。）
(13) Auerswald, E. D.: Interdisciplinary versus Ecological Approach. *Family Process*, 7. pp. 202-215. 1968.

ゆる「精神病」と診断された疾患に対して，「病院への入院」という方法が取られたり，家庭での「社会からの隔離」という手段が講じられてきました。この方法は，「患者の収容＝社会の安全確保」といった健常者の側の一方的な要請でしかないといわれています。現在でこそ様々な薬物療法が治療の中心的方法論として，やや批判的な立場を含めて位置づいていますが，その当時の薬物療法は，アヘンなどを主とした麻酔薬やバルビタール系（barbital）の睡眠薬の副次的利用でしかなく，実質的には精神運動性興奮による行動化に対する対処療法でしかなく，本来の薬理学的効果はないに等しかったといわれています。

しかし，1952年にドレイ（Delay, J.）とデニカー（Deniker, P.）によって発見されたクロルプロマジン（chlorpromazine）の抗精神病作用によって，この状態は一変したと考えられます。そしてその直後にも，イミプラミン（imipramine）の抗うつ作用，クロルジアゼポキサイド（chlordiazepoxide）の抗不安作用，リチウム（lithium）の抗そう作用など，現在用いられている主要な精神治療薬の原型が1950年代には出揃うことで，精神科疾患に対する薬物療法の基本的な姿勢が作られる契機となったと考えられます。

こうした抗精神病薬発見以降の薬物療法の充実によって，これまで精神療法の対象となるまで患者の状態改善を待たねばならないという「待ち」の姿勢が主流であった精神科治療は，薬物療法を並用することによって，患者に対して早期から精神療法を実施することが可能となりました。この変化は，精神療法自体の質的変化を迫るものであったと思われます。それは，精神療法の始祖として位置づけられている精神分析療法をはじめたフロイト（Freud, S.）でさえも，治療の対象事例を神経症圏の疾患に限定し，精神病圏の疾患に対しての精神分析療法が顕著な効果がないことを述べていることからも明らかです[14]。これまでにはあまり精神療法の対象とされてこなかった精神病圏の患者に対する知見不足は顕著で，精神医療の現場においても必然的に薬物療法と並行して行いうる精神療法への期待が高まっていたと思われます。

---

　　[14] これについては，フロイトの記述よりも，反フロイトの立場の研究者がフロイトの扱う症例が神経症圏に限られていることを多く指摘している。

I-4 反-精神医学

　時代的にやや前後する動きになりますが,「反-精神医学 (anti-psychiatry)」が家族療法に与えた影響も無視できない大きな影響の一つだと思われます。最も著名なのは,やはりイギリスの地で『引き裂かれた自己 (*The divided self*)』(1960) という古典的名著を著したレイン (Raing, R. D.) や,「反精神医学」を銘々したクーパー (Cooper, D.) が筆頭に挙げられます。また,初期のラカン (Lacan, J.) やマノーニ (Mannoni, M.) を中心としたパリ・フロイト派,アメリカのザス (Szasz, T.),イタリアのバザグリア (Basaglia) なども,従来の精神医学の前提に対しての異論を唱え,患者自身や家族を視野に入れた臨床的視点からの研究を基盤にしていました。

　反-精神医学の基本的な枠組みは,19世紀以来支配的であった身体医学の考え方に従って,逸脱の検索を続け,逸脱を規定する精神医学や社会的定義に対しての批判を主としたもので,政治的な運動を含むものだとされています。その骨格は,それまでの精神医学の前提に疑問を投げかけ,「反疾病論」「反治療論」「反収容主義」という3つの柱によって裏付けられていました。ただ,この時代背景を考えた場合,「反科学論」という時代背景があったことが無視で

---

⑮　Laing, R. D.: *The Divided Self-An existential study in sanity and madness.* Tavistock Publication, 1960.（坂本健二他訳：引き裂かれた自己, みすず書房, 1971。）

⑯　Cooper, D.: *Psychiatry and anti-psychiatry.* 1967.（野口昌也・橋本雅雄訳：反精神医学, 岩崎学術出版社, 1974。）

⑰　Lacan, J.: *Ecrits.* Seuil, 1966.（宮本忠雄他訳：エクリⅠ-Ⅲ, 弘文堂, 1972-82。）

⑱　Mannoni, M.: *Le psychiatre, Son "fou" et la Psychanalyse.* Seuil. 1970.（松本雅彦訳：反-精神医学と精神分析, 人文書院, 1974。）Mannoni, M.: *L'enfant, "maladie" et autres.* Seuil. 1967.（高木隆郎・新井清訳：症状と言葉, ミネルヴァ書房, 1975。）

⑲　キリスト教教義との妥協案であるデカルトの心身二元論によって,神が宿るとされている「精神」と,その器である「身体」を分離し,その身体における機能異常を改善することが医学の本質であるとする考え方。

⑳　これまでの精神医学的逸脱規定のあり方への批判。

㉑　これまで医学的とされてきた精神医学的治療学への疑問。

㉒　精神病院への収容主義への挑戦。

㉓　本質主義に基づく「真実の追究」が必ずしも人の幸福を保障するものではないという科学に対する批判的な考え方の総体。

きないと思われます。また，前述の家族研究などによって，生物学的な問題として精神疾患を捉えるのではなく，対人関係論や家族からの影響が精神疾患の発生に大きく関わっているという，これまでの精神医学の前提を覆すような研究が注目されていたことも無視できないものです。特にレインやマノーニなど[24]は，器質的問題が明確でない精神分裂病の研究を主とし，家族研究を大きな拠り所として反 - 精神医学の活動を実践しようとしました。

　その後，反 - 精神医学の臨床的活動は，個々に特殊なものとして独自の発展の後に縮小化していきましたが，この反 - 精神医学が家族療法に与えた影響は，「家族」に多くの注目が集まったことです。それまで治療の周辺に置き去りにされてきた家族が，「病因」としてではありますが，疾病論の一部として着目されるようになり，その改善を意図する研究がはじまりました。加えて，これまでの生物学的な視点による疾病理解という精神医学の領域における一面的な前提を覆し，精神医学を「社会的な存在としての人」を研究対象とする視点を作り上げたと考えられます。

II 初期の家族療法の認識論から生まれた「システムズアプローチ」

　こうした社会的状況の変遷に準じて，精神療法は患者の治療的方法論の中核群としての地位を高めることとなってきました。治療の方法論として精神療法が，その位置をわずかながらも確保したということです。しかし，そこでもやはりその中心的課題は「個人」という視点から変わることがなかったといってもよいかもしれません。それは，病理モデルが医学モデルである以上，疾患の因果関係については，「患者個人にその因子がある」という視点が固まっていたからです。いくら精神療法が認識されるようになったとしても，それはやはり「患者個人への治療である」という前提が医療の現場には染みついており，

---

　　(24) サリバンの名著『精神医学は対人関係論である』など，一部の精神療法家が精神医学に新たな一石を投じていた。Sullivan, H. S.: *Interpersonal theory of psychiatry*. W, W, Noton, 1953. (中井久夫訳：精神医学は対人関係である，みすず書房，1990。)

その基本が医学モデルである以上は,「患者個人への援助」という視点を変更することは,ある意味では医療の根本的な問題をもはらむものであったのかもしれません。

そうした矛盾をはらみながらも,家族療法は医療現場において発展を続けていました。先に述べたような家族研究による環境的要因として家族のモデルが様々に取りざたされたことも一因ですが,他方臨床的な指導者が様々に誕生したことも大きな一因でした。その最たる人物がアッカーマン（Ackerman, N.）だったといわれています。

アッカーマンは,臨床の場では家族や夫婦という複数のメンバーを扱いましたが,彼の臨床の基盤は精神分析理論でした。ただ,これまでの精神分析の治療構造は,人間を「社会的な影響を受ける者である」という視点から切り離し,「すべては個人の無意識の中にある」と位置づけていました。フロイトが家族の中での「父子関係」や「母子関係」などという,一部分的な相互作用に着目しすぎていることに対して,アッカーマンは,患者の家族を患者に多大な影響を与える社会的な存在として位置づけようとしました。その象徴的なキーワードが「Family as a Whole（全体としての家族）」という後世まで大きな影響を与えた家族に対する視点だったと考えられます。

このキーワードを軸に,一般システム理論やサイバネティックス認識論,コミュニケーション理論,対人関係論,精神分析理論,学習理論,行動理論などが,家族の理解のための理論背景として位置づけられるようになりました。1960年代後半のシステム論的家族療法のそれぞれの治療者は,この視点を軸にして独自の家族システム理論を打ち立てていきました。サティア（Satir, V.）の合同家族療法,MRI（Mental Research Institute）の短期療法,ボエン（Bowen, M.）の精神分析的家族療法,ミニューチン（Minuchin, S.）の構造的家族療法など,1970年代に日本に紹介された「家族療法」は,こうした家族療法の出発点の段階のものだったと考えられます。

---

(25) Ackerman, N. W.: *Psychodynamics of Family Life.* Basic Books, 1958.（小此木啓吾・石原潔訳：家族関係の理論と診断・家族関係の病理と治療,岩崎学術出版社, 1967。）

この時代の考え方を象徴しているのは、ベイトソングループから発展したMRIのジャクソン（Jackson, D. D.）の「家族ホメオスターシス」の考え方だといわれています。家族に有効と思われるような問題解決のための課題を与えても、家族がそれを実行しないという現象に対して、「家族システムは、症状や問題を持ちながらも、ある一定の平衡状態を維持しているため、治療者の介入はその平衡状態を脅かすものとして排除される」という考え方でした。これは、家族が問題を持ちながら、問題解決よりも自分たちの安定を維持することに躍起となっているという、ある意味では精神分析理論でいうところの「抵抗」という概念を家族システムを対象として焼き直したものだったと考えられます。この認識論がその後の家族療法の発展には不可欠なキーワードとなっています。それは、家族療法家が面接において直接的に家族を悪くはいわないものの、家族が問題であるという考え方から距離を取り得なかったことの証明となっているからです。

　ただ、この段階では、アッカーマンが提唱した「Family as a Whole（全体としての家族）」というキーワードが、システム理論などを理論背景とした家族療法のキーワードである「Family as a System（システムとしての家族）」へと変化したと考えられます。そして、様々な理論的背景を持っていた家族療法の視点は、従来の精神医療の医学モデルとは異なる独自の認識論を必要とするものであるということが徐々にはっきりしてきました。その意味において、はじめて「システムズアプローチ」という言葉が登場したといっても過言ではありません。この当時の考え方からいえば、システムズアプローチという言葉の指す意味は、家族療法の多様な認識論を指すものだったからです。

---

(26) この時期の家族療法は、精神分析療法の一亜系として紹介されることが多かったようである。その背景には、この時期のマスターセラピストの多くが精神分析療法のトレーニングを受けており、独自に精神分析療法からの影響を受けているのだという暗黙の了解があったからだと思われる。

(27) Jackson, D.: *Family Interaction, Family Homeostasis and some implications for Conjoint Family Psychotherapy.* Palo Alto Science and Behavior Books. 1968.

第 1 章　家族療法からシステムズアプローチへ

Ⅲ 家族療法からシステムズアプローチへの変遷過程

　この時期の家族療法は，MRIを除いてまだまだ家族を治療・研究の対象とするという視点から離れられないままでした。家族療法が家族研究から発展した経緯の要点を小森は以下のようにMRIの論文の変遷，もしくは前述のジャクソンの影響という視点から読みとっています。

　　つまり，家族の言語的コミュニケーションと家族メンバーの医学的診断をダイレクトに結びつけられる人間がごく身近にいたために，あのようにMRIの家族研究は熱気を帯びたわけである。
　　しかし，ジャクソンの突然の死によって，MRIは，いわゆる合同家族療法から，個人との「家族療法」，家族でない人との「家族療法」へと変貌を遂げる。この飛躍は，MRIの論文集である「インターアクショナル・ビュー」を手に取り，ジャクソンの論文とウィークランドの論文を年代順に並べ直してみると，一目瞭然である。（掲載では二人の論文）
　　前半がジャクソン，後半がウィークランドの論文である。つまり68年のジャクソンの死を境に，MRIの中心はウィークランドに移ったことになる。（中略）システム論の弾力的運用と言ってもいいし，理論的には，逸脱解消的システムからセカンド・サイヴァネティクスへの展開に符合しているとも言えよう。
(28)

　小森はほかにも様々な引用を用いて，この飛躍を明確にしています。家族療法によって視点を拡大し，これまでの精神療法の前提である「個人の病理」という視点から，「関係性の中に問題が生じる」という転換によって，新たな精神療法のあり方を作り上げたと考えることもできそうです。初期のMRIはベイトソンの研究プロジェクトの発展であることや，そこにいたジャクソンの「家族から何かの特徴を読みとることができる」という希有な才能のためか，「家族」に視点を限定する傾向が強かったように思われます。しかし，その後のMRIは，家族を研究対象とするのではなく，家族を治療しようとする治療者をも含む治療システムを治療・研究の対象とし始めました。これによって，

---
(28) 小森康永：ナラティヴ・セラピーを読む，ヘルスワーク協会，1999。

家族療法の認識論であったシステムズアプローチは，家族療法と徐々に袂を分かちはじめ，そのキーワードが"Family as a System"から，治療システムや治療環境などを含むシステムを対象とするという意味において"Therapy as a System"という新たなキーワードに変化しました。

このような違いは，ある面で決定的にシステムズアプローチが従来の家族療法から分離していることを意味します。これまでの認識論を示す用語としてだけではなく，独自の方法論を内包する新たな治療的なアプローチの代名詞として利用可能なものとなったことを物語っています。したがって，ここではその展開について述べることで，家族療法という視点との差異について述べておきたいと思います。

Ⅲ-1 方法論の発展によるシステムズアプローチへの影響

システム論的家族療法は，まず1970年代後半に1つ目の大きな転換期を迎えたといえるかもしれません。その流れは，アメリカが諸派乱立状態でありながらも家族療法の中心であったこの時期に，イタリアの地から激震が襲ってきたといわれています。パラツォーリ (Selvini Palazzoli, M.)，ボスコロ (Boscolo, L.)，チェキン (Cecchin, G.)，プラータ (Prata, G.) の4人，後にミラノ派家族療法と呼ばれた彼らは，1975年に『逆説と対抗逆説 (Paradox and Counterparadox)』を出版し，一躍家族療法における時代の寵児となりました。彼らの著書は，斬新でかつ難解であったため，要約のような論文 " Hypothesizing-Circularity-Neutrality, Three Guidelines for the Conduct of the Session (仮説化―円環性―中立性：セッションの指揮者のための3つの指標)" が1980年に Family Process 誌に掲載されました。この論文の与えた影響がいかに大きかったかは，その

---

(29) 彼らは，ミラノ派，ミラノ家族療法，システミック・アプローチなど様々な名称で語られている。

(30) この本はイタリアで1975年に出版され，アメリカで1978年に英訳出版されている。Palazzoli, M. S., Boscolo, L., Cecchin, G., Prata, G.：Paradox And Counterparadox. Jason Aronson. 1978.（鈴木浩二監訳：逆説と対抗逆説，星和書店，1989。）

(31) Palazzoli, M. S., Boscolo, L., Cecchin, G., Prata, G.：Hypothesizing-Circularity-Neutrality. Three Guidelines for The Conduct of The Session. Family Process, 19. pp. 45-57. 1980.

後の *Family Process* 誌に掲載された論文の多くがこの論文を引用していることからも明らかだと思われます。

　彼らの方法は，別名「システミック家族療法」と命名されるほど，これまでのシステム理論をより一層治療に取り入れた画期的な方法論であるといわれました。その基礎となったのは，ベイトソンのサイバネティックス認識論でした。ミラノ派では，「仮説設定→円環的質問→肯定的意味づけ換えの構成→肯定的意味づけ→仮説設定」という治療サイクルを構成することが基本となっています。この仮説には，家族に限定しない治療における相互作用の認識の仕方（仮説化）を具現化しています。そして，より治療的な相互作用の構成を意識した質問（円環性）を用い，治療者がチームとなることによって得られる観察者の客観性（中立性）の保持などを駆使したものでした。現在でもシステムズアプローチで用いられている「情報収集→仮説設定→治療的働きかけ→情報収集」という最も基本的な治療構造は，ミラノ派の治療と大きく重複するものです。

　また，ミラノ派は，MRIや他の家族療法が神経症圏の事例しか扱わないようになっていたにもかかわらず，積極的に精神分裂病に対する独自の家族療法をはじめたといわれています。その方法論が，あまりにも突飛であったことのエピソードとして，アメリカでも彼らの方法論は，最初は懐疑的に受け取られ，その後は爆発的な支持を受けることとなりました。

　彼らの業績は，家族を理解するための理論として用いられることの多かったシステム理論を，治療的実践のための理論として位置づけることが可能となる視点を提供したことだと考えられます。このことは，それまで諸派乱立状態であったシステム論的家族療法に再統合可能な視点を提供し，家族という対象理解のためのシステム理論ではなく，臨床実践のためにシステム理論を用いるという認識論の発展であることを物語るものだったと考えられます。

Ⅲ-2　認識論の発展によるシステムズアプローチへの影響

　こうしたミラノ派によるシステム理論の実践活用は，家族療法の理論にも大きな影響を与えるものとなりました。それ以降は，ミラノ派の方法論を基礎と

した取り組みが行われ，多くの統合的な家族療法が誕生したといわれています。家族療法の研究施設として著名であったアッカーマン研究所などは，早くからミラノ派の方法論を取り入れるだけではなく，より効果的な方法を生み出すための研究プロジェクトがありました。

しかし，ミラノ派の家族療法を実践しておりながらも，一方ではジャクソンの家族ホメオスタシスの考え方を内包する家族療法家は，そのジレンマに苦しまなければならなくなったと思われます。いわば，治療のための認識論が家族を問題因子とする立場と，治療における相互作用を変化の対象とする認識の狭間におかれ，多くの実践家たちが不自然なジレンマを持ち続けていたのかもしれません。

その解消の契機となったのが，1982年に *Family Process* 誌に掲載された論文です。キーニー（Keeney, B.）とスプリンクル（Sprenkle, D.）の「エコシステミックな認識論（Ecosystemic Epistemology）[32]」，オールマン（Allman, L.）の「様々な選択（The Aesthetic Preference）[33]」，デル（Dell, P.）の「ホメオスターシスを超えて（Beyond Homeostasis）[34]」という3つの論文は，家族療法における様々な認識論と方法論の間のジレンマを明示していました。その影響の詳細は，1985年のホフマン（Hoffman, L.）の論文「権力と制御という概念を超えて（Beyond Power and Control）[35]」において触れられました。そこでホフマンは，これまでの家族療法のパイオニアたちの考え方を「第一世代家族療法」とし，認識論の発展によって生じたジレンマを，新たな認識論に対応する方法論が未成熟であるために生じていることを簡潔にまとめています。

このような家族療法の方法論の発展に基づいた認識論の転換は，方法論以上に認識論が先行した結果と考えられます。その中でもミラノ派がシステム理論

---

[32] Keeney, B., Sprenkle, D.: Ecosystemic Epistemology—Critical Implications for the Aesthetics and Pragmatics of Family Therapy. *Family Process*, 21. 1982.

[33] Allman, L.: The Aesthetic Preference—Overcoming the Pragmatic Error. *Family Process*, 21. 1982.

[34] Dell, P.: Beyond Homeostasis—Toward a Concept of Coherence. *Family Process*, 21. pp. 21-41. 1982.

[35] Hoffman, L.: Beyond Power and Control. *Family Therapy Medicine*, 3. pp. 382-396. 1985.

を持ち込んだ最大の特徴は、これまでのような「治療・評価の対象としての家族」という認識論ではなかったことです。むしろ、まさに治療の場に存在している治療者をも含めた「治療に関与する全体をシステムとして規定し、その中で認識論を具現化すること」という新たな視点の導入をしたことでした。いわば、ミラノ派自身が「十分にベイトソンの恩恵を具現化できていない」と語っていたことに端を発した「治療という行為を再構成すること」でした。

Ⅲ-3 コンストラクティヴィズムとブリーフセラピー

このような状況において登場したのは、コンストラクティヴィズム（constructivism）と呼ばれる現実構築主義でした。「現実をどう捉えるか」は、臨床家にとって不可避な前提ですが、それは各人が独自の視点に依拠しているという混乱の種をまいたと考えられます。これは、一定の観察訓練を受ければ、規則に応じた観察が可能になるという前提を否定し、個々の治療者によって異なる現実認識の仕方があることを物語っています。それを示したのは、キーニーが"The Therapeutic Voice of Olga Silverstein（内なるオルガの声）[36]"と題した著作において、キーニー自身が治療で行き詰まりを感じたときには、「オルガであればこの場面をどのように考えるであろうか」と考えるようにしていると述べています。キーニーであっても一定の視点にこだわることで治療が行き詰まったときには、彼のコンサルタントであるオルガ・シルバシュタイン（Silverstein, O.）の観察の特徴を利用すると述べていることからも、個々の治療者によって現実認識の仕方が異なることを示しています。この「個々人の現実構成の仕方を変える」ことを治療の目的・手段であるとすることから発展した方法論が、近年のブリーフセラピー（Bricf Thrapy）と呼ばれている方法論に含まれている「解決志向」の立場だといわれています。

ブリーフセラピーの基礎となったのは、家族療法の様々な考え方よりは、むしろミルトン・エリクソン（Erickson, M. H.）の臨床であったといわれていま

---

[36] Silverstein, O., Keeney, B.: *The Therapeutic Voice of Olga Silverstein.* Guilford Press, 1989.

す。しかし、その基本となる考え方にはコンストラクティヴィズムがあり、患者さんの「私は問題がこのようにたくさんあるのだ」という現実構成を「私は問題をかかえてはいるけれど、それに対処できているのだ」と変化させることが可能だという主張がおこりました。最も顕著であったのは、ドゥ・シェーザー（D'Shazer, S.）とインスー・キム・バーグ（Birg, I. K.）のソリューション・フォーカスド・アプローチ（Solution Focused Approach）で、これまでにない治療における認識論を提唱しました。

彼らのアプローチは、『セントラル・フィロソフィー』としてその基本姿勢が語られています。それは、「①もし上手くいっているのなら、それを治そうとするな、②もし一度上手くいったのなら、またそれをせよ、③もしも上手くいかないなら、なにか違ったことをせよ」という簡素な考え方を基礎としたものでした。[37]加えて、これまでの治療研修プログラムではほとんど見られなかった「治療のプロセスをマニュアル化したこと」が大きな貢献であったと思われます。そして、最も大きな貢献は、問題に焦点を合わせて解消しようとするのではなく、治療の初期段階から解決を構築することに焦点を合わせるようにしたことでした。

現在も Solution Focused Approach は、進化の途上にあります。より有効な臨床サービスを提供するためには、これまでの治療スタイルをいとも簡単に改め、より有効性の高いものへとそのマニュアルと基本の認識論を変更しています。したがって、現在の Solution Focused Approach がコンストラクティヴィズムだけに則っているのではなく、その後の社会的に有効な考え方を取り入れ続けているのです。ただ、彼らのアプローチは、やはり家族を視野に入れたものであることを示しています。その意味では、一つの新たな家族療法の方法論として位置づけることも必要なのかもしれません。

システムズアプローチという第一世代から第二世代にかけて登場した認識論は、このようなコンストラクティヴィズムの影響と相まって、様々な認識論を

---

[37] この詳細は、白木氏の以下の論文が最適である。（白木孝二：BFTC・ミルウォーキー・アプローチ、ブリーフセラピー入門、pp. 26-44, 金剛出版、1994。）

その中に組み込んでいきました。そして現在では，社会構成主義（social constructionism）の考え方をその一部として取り入れるようにしています。ただ，これによって現在の臨床の場では，現実構築主義と新たに登場したように思われがちな社会構成主義の用語が入り乱れています。方法論としてではなく，治療者が何をどうとらえ対応したかということになれば，そこには治療者が何をどう語るのかということが重視される世界ができつつあるのかもしれません。

Ⅳ　どれが日本でのシステムズアプローチか

さて，こうした経過をある程度理解した上で考えていただければ，現在までの日本の家族療法が負ってきた歴史的不幸が浮かび上がるかもしれません。それは，不幸と呼ぶべきかどうかは意見の分かれるところであると思われますが，日本に家族療法のブームが到来した時期を考えていただくとわかりやすいかもしれません。

鈴木によると，1960年代中頃に日本での分裂病の家族研究が行われるようになり，それと同時にシステム理論と接点を持ち始めたばかりの家族療法が導入されていたといわれています。そして様々な立場の家族療法が導入され，臨床的な試行錯誤によって日本で家族療法を定着させる動きが活発となってきました。特に社会福祉の領域では，世界的にも早くから「家族」に対する視点が強調されており，1953年に一部で家族療法が導入されていたという経緯もあります。その後，1980年前後から社会現象として不登校や家庭内暴力などの報告が増えるとともに，心理臨床の場において家族の重要性が認識され，1984年に家族療法に関連する2つの学会（日本家族心理学会と日本家族研究・家族療法学会）が成立しています。また，家族療法に関心が向けられるようになった1985年頃より，関連書籍の出版が相次いでいます。この頃より家族療法は，精神科領域

---

(38) この経過については，比較的入手しやすいものとして，以下のいずれかを参照。鈴木浩二：日本における家族研究と家族療法，臨床精神医学 14-1, pp. 65-70, 1985。または，鈴木浩二：日本における家族療法の発展と課題，こころの科学 34, pp. 28-35, 評論社，1990。

を中心として，様々なところで注目されるべき方法論として位置づけられるようになっていました。

　こうした日本での家族療法の導入の歴史的背景を世界的な家族療法の発展，いわゆるシステムズアプローチと呼ぶに値する認識論的発展の視点とクロスしてみると，日本での家族療法の不幸が見えるかもしれません。それは，大きく分けて三つの要因があると思われます。第一は，家族療法が導入された初期段階は，突然のごとく輸入された方法で，欧米のような家族療法の誕生からその発展を時代と共に経てきたという経緯と大きく異なるということです。これは，日本に家族療法が紹介されるまでに，社会的に家族療法の基盤となった認識論に関与する精神医療に関する高揚がないまま，突然紹介されたという経過を持っていることです。したがって，文化的に「家族」が特別な意味を持つという視点が議論されないまま，方法論的模倣が先行し，本来の家族療法に必要な認識論的変更をせずともよいという風潮を作り上げてしまったと考えられます。

　第二は，初期に導入された家族療法が「全体としての家族」という視点を前提とした，非常に狭い範囲でシステム理論を理論背景として利用することが多かったことです。家族療法で用いられている「IP＝患者と見なされた人（Identified Patient の省略した標記）」という言葉は，独自の意味を持つ形で受け入れられました。それは，家族内のメンバーの逸脱行為については，他の家族がその責を負うという意識が文化的背景にあるため，患者の逸脱行動に対する共同責任が当たり前というとらえ方に一致しすぎていたからです。したがって，家族療法という方法論は，むしろある意味ではあまりにも自然に[39]，ある意味では慣習破りの方法論[40]として位置づけられてしまったと考えられます。また，導入された家族療法が初期段階の考え方だけを優先していたため，家族療法が

---

[39] 家族が患者の逸脱を作り出すことに貢献してしまっているという視点は，直線的な視点ながらも，家族療法独自の考え方であった。しかし，日本においてはこうした視点が社会的に当然視されるものであり，治療的なインパクトが小さかったと思われる。

[40] 一方では，他人の家族のことについては知っていても何も言わないことが美徳であるとされ，何も関与しないことが社会的立場として必要な慣習として位置づけられていた。したがって，家族のことを治療者が暴き立てるという行為自体は，社会通念上，あまり好ましくないという視点もあったと思われる。

「家族のこと」を考えるための指標であると見なされることが多かったからだと思います。

　最後の第三は，日本で家族療法に注目が集まった1980年代中頃には，世界的には家族療法が転機を迎えていました。ミラノ派の導入やそれに伴う認識論の発展というエピソードがあったにもかかわらず，直接的にその影響を受けるほど，日本での家族療法が成熟していなかったと思われます。それぞれの家族療法の成立に関する背景を考慮せず，全てを並列で考えたことが混乱を助長しているように思われます。当時，すでに否定され始めていたはずのジャクソンの「家族ホメオスターシス」という概念でさえも驚きを隠しきれず，一世代前の認識論や方法論をそのまま模倣し続けるだけとなってしまったことが，最大の不幸かもしれません。

　日本においては，このような時代的背景の中でシステムズアプローチという言葉の定義も変遷し続けています。初期段階で「システムズアプローチ」という言葉が紹介されたのは，遊佐の『家族療法入門』[41]であり，その後石川などが一部で紹介しています[42]。システムズアプローチという言葉は，使う人によってその定義は微妙に異なるものとなっています。ただ，本書で扱おうと考えているシステムズアプローチは，これらの家族療法における世界的な流れをある程度理解した上での議論であり，今後は初期のような「認識論」などといった堅苦しい言葉として記述されるのではなく，単純な「ものの見方」として発展し続けるのがよいのではないかと考えます。

---

[41]　遊佐安一郎：家族療法入門—システムズアプローチの理論と実際—，星和書店，1984。
[42]　石川元：「家族」と治療する—私の家族療法を振り返る—，未来社，1990。

第2章
方法論としてのシステムズアプローチ

Ⅰ システムズアプローチの基本的な考え方

　システムズアプローチという考え方の基礎には，①様々なシステム論，②コミュニケーション公理・理論，③枠組みという考え方，④サイバネティックス認識論，⑤言語システム理論という5点が挙げられます。そこでまずこの5点について触れておくこととします。

Ⅰ-1　システム理論の利用

　システム理論は，ベルタランフィ（Bertalanffy, L. V.）の『一般システム理論』[1]がその基礎となっています。システムとは，任意の要素間の構造的・機能的相互作用によって生じた全体過程として理解されますが，単純な任意の集合体という意味ではありません。任意の集合体が「ある種の秩序を持って成立している状態をシステム」として理解し，「無秩序な要素の集合体をカオス」と位置づけています。また，いずれのシステムであっても，システムは実体として存在するものではありません。システム理論が観察対象を概念化する指標である以上，観察者が任意の要素間の相互作用にある種の秩序を見出すことに

---

[1] Bertalanffy, L. V.: *General Systems Theory—Foundations, Development, Applications*. George Braziller. 1968. （長野敬他訳：一般システム理論——その基礎・発展・応用——，みすず書房，1973。）

よって，その要素の集合体をシステムとして概念化するのですから，システムは観察者の認識の中に存在するもので，実体としてのシステムの存在の有無は議論されないことになります。

ベルタランフィの提唱したシステム理論は，社会科学と生物科学と自然科学を統合する位相の異なるシステム間の入出力（in-put, out-put）の関係を説明する理論でした。しかし人間などの生物が要素となるシステムを理解するための指標としては不十分でした。そのためシステム理論は，ミラー（Miller, J. G.）の「一般生物体システム理論（General Living System Theory）」[2][3]へと発展しました。このミラーの視点は，アメリカの精神医学教育で大幅に導入されることとなっています。

システムズアプローチで用いられているシステム理論とは，初期のベルタランフィのシステム理論だけでなく，システム理論の発展に伴って変化を遂げています。ベルタランフィのシステム理論は，「有機体の自己維持と，平衡維持のための閾値調整」を基礎とした有機体の代謝モデルで，閉鎖系システムの作動を説明する動的平衡システムを基本としていました。70年代のシステムズアプローチでは，家族を「閉鎖系システム」として捉える視点が主流でしたが，実態としての家族は，閉鎖系システムと見なすことでは説明できませんでした。そのため，70年代後半は，「形態を変えながら変動し続けている」システムを想定した，結晶や発生胚モデルが登場しました。これは，「有機体の組織化過程を必然的に経る」自己組織システム（Self-Auganization System）であったと思われます。

システムズアプローチの基本となるシステム理論がこのような発展を遂げたため，70年代後半以降のシステムズアプローチは，この2つのシステム理論を内包するものだったと思われます。この視点の変化は，観察によって対象化したシステム（家族など）が変化しない存在ではなく，常に変化している存在と考えることを前提としているため，家族を静的システムとしてとらえるのでは

---

[2] Miller, J. G. : Living Systems—Basic Concepts, Behavior. *Science*, 10. pp. 193-237. 1965.
[3] Miller, J. G. : *Living Systems*. McGraw-Hill, 1978.

なく，動的なシステムとしてとらえるという点が大きな違いとなりました。いわば，治療時点での家族のあり方を閉鎖系システムと見なし，その前後の家族システムの変遷過程を自己組織システムとして見なすという方法だったと思われます。

　加えて，80年代中頃より，オートポイエーシス（Autopolesis）という新たなシステム理論が導入されるようになりました。これは，マツラナ（Maturana, H.）とバレーラ（Varela, F.）が「オートポイエーシス―生命の有機構成」で提唱した新たなシステム理論で，これまでのシステム理論と異なり観察者の視点変更が中心的課題となりました。このオートポイエーシス・システム理論は，1986年にグーリシャン（Goolishian, H.）らが書いた *Problem determined systems: Towards transformation in family therapy* に登場しています。そこでは，「システムが問題を構成する」という従来の観察の前提を「問題について語ることがシステムを創造する」と述べ，観察視点の転換を提唱しています。そして，そのシステムで「ことば」を介した相互作用が次々と発生する過程をオートポイエーシスの観点で説明しています。その後グーリシャンらは，これを発展させた考え方を1988年に "Human Systems as Linguistic Systems.-Preliminary and Evolving Ideas about the Implications for Clinical Theory" という論文として提唱し，対象を観察するためのシステム理論ではなく，まさに人間間で起こっていることを理解するためのシステム理論としてオートポイエーシス・システム理論を利用することを述べています。

　このように，最初は家族をシステムとして見なすことから始まったシステム

---

(4) Maturana, H. R., Varela, F. J.: *Autopoiesis and cognition—the realization of the living.* Reidel Publishing. 1980.（河本英夫訳：オートポイエーシス，国文社，1991。）
(5) Anderson, H., Goolishian H., Windermand, L.: Problem determined system—Towards transformation in family therapy. *Journal of Strategic & Systemic Therapy*, 5-4. pp. 1-13. 1986.
(6) Anderson, H., Goolishian, H.: Human systems as linguistic systems—Preliminary and evolving ideas about the implications for clinical theory. *Family Process*, 27. pp. 371-393. 1988.
(7) この視点はすぐに否定されている。それは，Anderson, H., Goolishian, H.: Beyond Cybernetics—Comments on Atkinson and Heath's "Further thoughts on second-order family therapy." *Family Process*, 29. pp. 157-163. 1990. の論文を参照していただきたい。

理論の利用は、現在のシステムズアプローチでは、言語を介したその影響の及ぶ範囲を特定するために利用されており、それぞれのシステムの中での機能・構造のあり方に対する理解も変更されています。

I-2 コミュニケーション公理・理論の利用

　MRI（Mental Research Institute）は、二重拘束仮説を提唱したベイトソンを中心とした研究班 Palo Alto Group が前身でした。そして MRI は、ベイトソンのコミュニケーション研究をさらに進展させ、臨床的な人間間のコミュニケーションによって生起している現象を理論化しました。そのために彼らが用いた視点は、言語学でいうところの語用論（pragmatics）でした。[8] この研究を包括した視点として、MRI では人間間のコミュニケーションの特徴をコミュニケーションの暫定的公理（communication tentative axioms）と呼んでいます。[9] それは、「1）人はコミュニケーションをしないことは不可能である。2）コミュニケーションには、情報と情報に関する情報の二つのレベルがある。3）人間関係は、人間間のコミュニケーションの連鎖のパンクチュエーション（punctuation）によって規定される。4）コミュニケーションでは、デジタル（digital）モードとアナログ（analogic）モードがある。5）すべてのコミュニケーションの交流は、対称的（symmetrical）か相補的（complementary）かのいずれかである」というものでした。

　MRI では、この五つの公理を基礎とし、コミュニケーション相互作用を理解するための指標として、リダンダンシー（redundancy, コミュニケーション連鎖の中での繰り返し）、家族の規約（family rules, 家族内でのメタレベルのルールの存在）、家族ホメオスタシス（family homeostasis, 家族内での閾値設定）、第一種変化

---

(8) 語用論の視点では、言語とそれに関与する人との関係によって、そこで用いられているコミュニケーションが異なることを示している。Leech, J. N.: *Principles of Pragmatics.* Longman, Group Limited. 1983.（池上嘉彦・河上誓作訳：語用論，紀伊國屋書店，1987。）

(9) Watzlawick, P., Bavelas, J. B., Jackson, D. D.: *Pragmatics of Human Communication.* Norton. 1967.（山本和郎監訳：人間コミュニケーションの語用論―相互作用パターン―，病理とパラドックスの研究，二瓶社，1998。）

（first order change, 対処的変化）と第二種変化（second order change, 根本的変化）などを提唱しました。

　加えて，コミュニケーション研究には様々なものがあり，それぞれからの影響は無視できないものと思われます。言語学からの影響としては，臨床的な課題と重なるものとして語用論や意味論の研究などがあります。記号論との関わりでは，コミュニケーション行為自体が記号的な要素が強いため，記号論からも影響を受けています。表情分析などの非言語コミュニケーションの研究や言語分析，文脈分析など，個々人間のコミュニケーション行為と見なされる要素すべてが関連する領域となっています。

　例えば，これまでの臨床においてもまれに見られる行為として，患者さんが治療者の前で泣き出すということがあります。「泣き出す」とはいっても，いろいろな場合や様子があるので，一概に理解できるものではないことは周知だと思います。しかし，面接の場にいない夫への不満を語っているうちに，涙をぽろぽろこぼしはじめた妻を考えて下さい。この妻の「泣く」という行為は，これまでは「感極まって」「夫への不満がこみ上げてきて」「思いが溢れて」「その時のことを思い出して」などなど，多様に解釈されてきたものです。しかし，システムズアプローチではこれをどのようなコミュニケーションとして考えるかといえば，「治療者を巻き込むために」「夫の不当な行為を強調するために」「自分への関心を引くために」などなど，少し違った理解となります。

　システムズアプローチによりこれらの解釈は，コミュニケーションが他者を操作する手段であるという視点に基づくものです。まず，妻の「泣く」という行為そのものをコミュニケーションとして捉えています。そして，「泣く」という行為に付随するメタコミュニケーションとして，「泣いている私をあなたはどうしてくれるの？」という意味を考慮し，その操作の対象がその場にいる治療者であると考えるのです。このような「泣く」という特別とされる行為でなくとも，コミュニケーション公理に基づいた理解は，基本的にこのような特別な解釈を生み出します。このような視点の違いをそれぞれの臨床の場で使い続けることが必要となります。

ただ，この解釈はあくまでも「正しい」解釈ではありません。だからといって，「間違った」解釈でもありません。最も適切な表現となるのは，「そのように考えることもできる」という程度のものであって，この考え方が従来の心理療法の立場と大きく異なるのです。

コミュニケーションについての留意点は，システムズアプローチでは多大なものがあります。先に述べたように，コミュニケーションの語用論的な側面について着目されがちですが，これはメッセージレベルの相互作用に着目した場合の特徴に過ぎません。むしろ，コミュニケーション行為を介して人間間の相互作用が作られていくのですから，相互作用の基本がコミュニケーションだといってもよいかもしれません。いわば，コミュニケーションについての考え方は，即座に対人関係についての理解の指標だといえます。

このようなコミュニケーションについての考え方は，他の心理療法でもその一部分が使われています。しかし，家族や任意の集団の中で起こっている相互作用に対する指標としては，その基本が個人の心理プロセスとなっているため，集団としての機能性を包括的に説明することは困難でした。そこにコミュニケーションが相互作用を構成する最小因子であるとすれば，その理解の指標が最も重要な認識論的転換を要請されるものです。

なお，ここに記したのは，システムズアプローチのコミュニケーションについての最も基礎的な部分だけです。コミュニケーションに関してのより多様な視点は，以後様々に登場しますが，この基礎となるコミュニケーションについての考え方の違いを熟知していなければ，以後の考え方は十分な効果を生みません。したがって，コミュニケーションについての基礎の部分から，その認識論的飛躍を理解できることが必要です。

I-3　枠組みという考え方の利用

起こっている出来事や現象・感情的な動きなどを言語化する際に，我々は「枠づけ」という作業を行っています。枠組みとは，この枠づけによってできあがったものの範囲を示すものといえます。例えば，1から9までの数字のう

ち，「2・4・6・8」を枠づけると「偶数」という枠組みの集合ができることになります。「3・6・9」を枠づけると「3の倍数」という枠組みの集合ができます。これらから，枠づけという作業は，「全体から一部を取り出す作業」であり，その一部の集まりについた名称が「枠」の内容となります。

このような集合理論は，コミュニケーション相互作用が繰り返しおこっている臨床の場で用いたとしても，同様の「枠づけ作業」と「枠組みの創造」という作業を繰り返していることになります。しかし，枠づけという作業が「全体から一部を取り出す作業」であるとすれば，その「全体」とは何を指すのか，これが臨床的には固定したものではなくなります。ある時は交わされた会話の一つのセンテンスであったり，5分間に交わされた会話であったり，面接1回の中での相互作用全体であったりと，臨床における「全体」は可変的なものとなります。

臨床的にこの枠組みを意識するためには，「何が起こっているか」を意識することになります。面接場面は刻々と変化しており，その変化のある場面を指して「何が起こっているか」を考えることは，その場面を枠組みづけていることになります。この考え方は，面接の最中に治療者が持つべき視点でもあります。治療者―患者の間で交わされる会話のひとつひとつも，その会話の内容を理解すると同時に「何が起こっているか」という視点で枠組みづけることが重要だからです。

この考え方の基礎となっているのは，ベイトソンがコミュニケーション研究で用いたホワイトヘッド（Whitehead, A. N.）とラッセル（Russell, B.）の論理階型（Logical types）です。ラッセルの考え方は「ある集合のすべてを含むものは，その集合の1つであってはならない」というシンプルなもので，これをベイトソンは「クラスはメンバーではない」と表現しています。クラスという単位の要素の集合と，メンバーという単位の集合は，異なる枠組みの集合を指す

---

(10) Whitehead, A. N., Russell, B.: *Principia Mathematica*, vol. 1, 1st. Cambridge. pp. 1-84. 1910.（岡本賢吾・戸田山和久・加地大介訳：プリンキピア・マティマティカ序論，哲学書房，1988．）

第2章 方法論としてのシステムズアプローチ

ことばであって，それらを混同することが論理的な誤謬を生みます。ラッセルやベイトソンは，これを論理逆説の説明として用いていたのです。

　この研究を基礎としてピアース（Pearce, W.）とクローネン（Cronen, V.）は，CMM理論（Coordinated Management of Meaning）によって枠組みの6階層を提唱しました[11]。それは，「発話行為」「エピソード」「関係性」「人生脚本」「家族神話」「文化規範」という諸階層によって構成されています。そこでは，「階層的上位のカテゴリーの変化によって，下位のカテゴリーに影響が与えられる」としていました。この考えをシステムズアプローチに導入したトム（Tomm, K.）は，再帰性（reflexive）の説明として用いています[12]。それは，階層的上位の変化による下位のカテゴリー変化だけではなく，下位カテゴリー変化が上位カテゴリーに直接的に影響しうるという立場を新たに導入しています。その後ホフマン（Hoffman, L.）がこれを強調し，個々の発話・用語・メッセージなどの包括関係は，通常は階層的であるが，その包括関係が変化することによって，新たな包括関係の階層が形成される可能性を示唆するようになっています[13]。

　このような枠組みに関する議論は，あまり議論の中心としては述べられてこなかったことではありますが，認識論的にも臨床的にも，非常に重要な概念となっています。それは，臨床場面での出来事（個々の「発話行為」から「文化規範」までを含む）が相互作用によって移り変わるものである以上，それぞれの場面での出来事を枠組みづけることによってのみ理解できるからです。臨床的には，枠組みづけをしないで治療での出来事を理解することはできないため，枠組みということに関する理解が，最も基礎的で最も高度な議論ではないかと思われます。

---

(11) Pearce, W., Cronen, V.: *Communication, Action and meaning—the creation of social realities.* Praeger, 1980.
(12) Tomm, K.: Interventive Interviewing, part II, Reflexive questioning as a means to enable self-healing. *Family Process*, 26. pp. 167-184. 1987.
(13) Hoffman, L.: *A Reflexive Stance for Family Therapy. "The therapy as Social construction."* Sage publications. 1992.（野口裕二訳：家族療法のための再帰的視点，ナラティヴ・セラピー，金剛出版，1997。）

I-4 サイバネティックス認識論の利用

ウィナー（Wiener, N.）の提唱したサイバネティックスは，機械論的閉鎖系システムの情報処理のあり方を説明する基礎的な指標でした[14]。そこでは，動的平衡状態（ホメオスタシス，homeostasis）の概念が重視され，ファースト・オーダー・サイバネティックス（first-order cybernetics）が扱われていました。これは，家族などの凝集性の高い人間関係において，その集団の特徴をどのように把握するかが課題であったため，ある部分の機能—目的性を説明するモデルとして線形理論ではあるという条件でサイバネティックスが用いられました。

このサイバネティックスは，観察対象を同定し，単位時間内での循環的な動きを理解するためには，最も簡便な方法だと考えられます。臨床的には，来談時の家族のある一定の状況での動きを理解するために用いられました。家族システムを機械論的に入出力を一定量に制御しているものとして理解するならば，内部の相互作用が一目瞭然となるものであったと思われます。しかし，一定の単位時間の観察の指標であるとしても，人間の関わるシステムである以上，時間的変動は当然のことであり，入出力を一定に制御できるものではありません。時間変動や新たな入出力によって内部の相互作用は変動していくものであり，家族システムの実態は，非線形の変動を続ける存在だということがはっきりしたと思われます。

マルヤマ（Maruyama, M.）が提唱したセカンド・サイバネティクス（second cybernetics）は，これまでの形態維持—逸脱解消モデルであったサイバネティックスとは異なり，形態発生—逸脱増幅モデルでした[15]。いわば，一定の状態を維持するための説明としてのサイバネティックスではなく，状態の変動を前提としたサイバネティックスだといえるかもしれません。

---

[14] Wiener, N.: *Cybernetics*, 2nd edition. M. I. T. Press, 1961.（池原止戈夫他訳：サイバネティックス，岩波書店，1962。）

[15] Maruyama, M.: The Second Cybernetics—deviation-Amplifying Mutural Causal Process. *American Scientist*, 51. 1963.（佐藤敬三訳：セカンド・サイバネティックス—逸脱増幅相互因果過程—，現代思想 12-12, pp. 198-214, 1984。）

この視点は，ベイトソンが分裂生成（schismogenesis）と銘じた人間関係の現象と酷似していました。そして，ベイトソンがパロ・アルト・グループ（Palo Alto Group）でコミュニケーション研究を行うに至って，サイバネティックスは生物学的モデルとして再構成され，人間関係や精神過程の説明モデルとして用いられるようになりました。そこでは正フィードバック（逸脱解消）だけに価値を置くものではなく，負フィードバック（逸脱増幅）にも価値が置かれることで，ベイトソンの提唱したモデルは，システムズアプローチにとって重要な位置を占めるものとなっていきました。

　80年代以降，システム論の発展と同様に，生物―社会学で用いられるサイバネティックスは，セカンド・オーダー・サイバネティックス（second-order cybernetics）へと移行しています。これは，従来のサイバネティックスが観察対象を外部から観察・記述していたことに対して，観察者が対象を観察していることを含む観察・記述を求めるサイバネティックスです。これによって生命現象をより詳細に事実に基づいて記述することができるようになりました。

　システムズアプローチでもこの変化を取り入れ，臨床的な観察対象（患者や家族など）を記述する（observed system）のではなく，その観察に関与している治療者自身をも含み，治療者の言動によって治療システムが変動し続けるものである（observing system）との認識を得るに至っています。そして，その治療システムの変動によって生じるものの中には，これまであまり語られることのなかった治療者自身の変化（治療者の患者・家族に対する初期の理解からの変化）が含まれており，その変化を提示することによって患者・家族が新たな変化を増幅していくと考えられるようになっています。

1-5　言語システム理論と言説

　言語システム理論というのは，先に述べたグーリシャンらの記念碑的論文である1988年の"Human Systems as Linguistic Systems"によって提唱された考え方が基礎になっています。その後，グーリシャンたちは，サイバネティックスの考え方がどうしても観察者の視点を特定するものであるという難点を示し，観

察という行為に付随する階層性を持ち込む危険性について危惧していました。そこで彼らは，"Beyond cybernetics"によって，サイバネティックスの認識論を基本とするのではなく，社会構成主義の考え方を用いることによって，その階層性や治療における権力を回避できると考えました。そこで彼らの提唱したのは「言語システム理論（language systems approach）」への傾倒だったと思われます。

　この傾向は，グーリシャンよりもアンダーソン（Anderson, H.）の方が強かったようです。言語による相互作用という行為が問題を作り上げる（problem create the system）のだという初期の発想から，治療という行為について，問題を構成し問題を解消しないシステム（problem create the system, problem dis-solving the system）であるとアンダーソンは述べています。1992年にグーリシャンが亡くなっているため，その後のことについては類推の域を出ませんが，社会構成主義の発想をその根底においていることは間違いないと思います。

　ただ，彼らの提唱した言語システム理論の中でも最も重要なことは，個々の患者の語る言語が，個々の患者の言説（discourse）に左右されているのだという視点ではないかと思われます。これまでの治療におけるコミュニケーションのとらえ方は，個々のコミュニケーションの内容や文脈のみを強調するあまり，個々の言語使用の前提については，あまり言及されてきませんでした。しかし，臨床活動の中でも，児童臨床の世界などでは，個々の子どもたちの使用している言語を治療者の使用している言語と同等であると理解すれば，意味のずれが多発することが少なくありません。それは，個々の体験を言語によって表記するという行為そのものが，すでにその言語使用という枠組みによって規制されているからだと考えられます。

　ただ，最近導入された言説という言葉は，枠組みとして理解されていたこと

---

(16)　この言説に関しての説明は，社会構成主義に準じて理解するとよい。Burr, Vivien : *An Introduction to Social Constructionism.* 1995.（田中一彦訳：社会構築主義への招待―言説分析とは何か―，川島書店，1997。）

の相関関係の繋がりの独自性をより厳密に意味するものであり，臨床活動が個々の事例性に依拠するものである以上，その言説を無視したところでの社会活動であることは許されないことを強調しています。その意味においても，今後システムズアプローチの中で言説に対する関心は大きくなるべきものだといえるのかもしれません。

II システムズアプローチと呼ばれている方法論の共通性

さて，考え方としてのシステムズアプローチの概略は述べましたが，ここではシステムズアプローチという言葉の指し示している方法論的共通性について述べることとしたいと思います。前章でも述べたように，システムズアプローチという言葉は，本来家族療法の認識論を指し示すものであって，方法論を含まないと考えられてきました。しかし，臨床行為が社会活動である以上，認識論だけが独立して存在するということはあり得ないことだと思われます。ただ，一般的な家族療法やその近接領域では，「システム論的な立場の方法論」というカッコ付きの総称として用いられている部分が，ここで述べるところのシステムズアプローチの方法論ということになるのだと思われます。

したがって，本節は日本的な（というより本書における）システムズアプローチのある面の理解であって，学術的に先行研究があるといったものではないことを明記しておきたいと思います。[17]

II-1 何を問題とするか

システムズアプローチでは，問題とされている行動は，ある種のコミュニ

---

[17] これは，家族療法が日本に紹介された時に，その認識論の違いが欧米ほどはっきりせず，精神分析的な認識論が家族療法には不可欠だとされていたためと考えられる。システムズアプローチという家族療法の独自の認識論を持つ方法では，すでに家族という枠組みを取り払った「観察対象をシステムとして見なす」という認識に立つ。この方法を従来の家族療法と分離するための指標として，日本では独自に「システムズアプローチ」というものが方法論的にも存在するのだとの理解をしていただきたい。

ケーションや枠組みであると考え，「問題として語られている状況に変化を起こすこと」を目標としています。具体的には，問題として語られている人同士の関係のあり方であったり，人同士の語り方の状況であったり，問題について語られている場面そのものを構成している文脈であったり，特定の枠組みであったり，これらはそれぞれの事例ごとに異なる扱いをするものです。

　これは，従来の精神療法の考え方と大きく異なるものです。患者とされた個人の精神内界の病理の改善や，発達課題の補填，正しい条件付けの再学習など，これらを治療目標とする発想は，個人心理学や行動科学を人間学的に当てはめているということを前提としています。いわば，「個々人に問題が内在化しているのだ」という社会的な定義に準じた考え方といってもいいかもしれません。

　しかし，診断学的な流れの中では，摂食障害であれ精神分裂病であれ，疾患として類型化する基本となるものは，言動（コミュニケーション）に変わりつつあります。精神医学の診断基準の中核であるDSMの企画段階から，「行動レベルの病理の記述」が基礎となっていました。これまでの精神内界に関する解釈を主とした「精神病理学」の視点より，科学的で共通の理解の指標であるためには具体的に観察可能な行動特性から疾患の弁別・鑑定作業をする傾向が強くなっています。これを用いて臨床を行う以上，記述されている行動が不適応の象徴であり，改善・変化の対象となり，改善の有無についての指標となってきています。こうした前提からすれば，問題とは病理そのものではなく，むしろ診断のための記述対象となったコミュニケーション行為そのものであると思われます。

　システムズアプローチの目的が「問題として語られている状況に変化を起こすこと」とされているのは，治療者であれ患者・家族であれ，問題について語る相互作用そのものがそのシステムの相互作用のあり方を示しており，相互作用のあり方に変化をもたらすことができれば，問題として語られていたコミュニケーションは変化すると考えるのです。いわば，ある人のある行動が問題であると定義づけられるためには，その定義づけをしているコミュニケーション相互作用が存在しており，その相互作用が変化することは，結果的に問題が解

消すると考えるのです。

　このような視点は，まさにシステム理論・コミュニケーション公理・サイバネティックスのそれぞれを利用した視点です。一般的な相談では，その相談内容から治療者が「診断」し，「病理」を推察していました。これは，診断や病理決定に基づいて治療が行われるべきであるという前提があり，治療のために不可欠な行為であるという理由からだといってもいいかもしれません。

　一方，システムズアプローチでは，来談者の目的である「困っていることがなくなること」や「より日常に苦痛が伴わなくなること」という非常に実利的な視点に立っています。ただ，実践的にこれを利用するためには，これまでの臨床的視点と異なる様々なトレーニングによるシステムズアプローチの視点の獲得が必要になると思われます。

II-2　どのように治療構造を決定するか

　システムズアプローチは，家族療法と同等に理解される傾向があるため，特に治療構造については様々な誤解が生じています。その誤解は，家族療法においてもされた誤解と同様に，「必ず共同治療者が治療をサポートする」，「家族全員が参加することが必要」などといったものから，「分離面接を行わない」，「毎回家族が治療に参加する」といった，家族療法と同様の治療構造が必要だと誤解されていることが多いように思われます。しかし，システムズアプローチにおいては，治療の場における定式化された治療構造よりも，治療者の認識において定式化された治療構造を形成することが不可欠となります。それは，それぞれの事例ごとに治療者が治療対象としてのシステムの構成要素を取捨選択し，治療の中でどの要素間の相互作用を扱うかを決定するという治療者の意識的な選択に依拠していると考えられます。

　また，来談者との治療のための特別な関係形成が不可欠であることはいうまでもありませんが，そうした治療関係の形成にも，一般的なラポールではなく，ジョイニング（joining）を重視します。ジョイニングとは，治療者が作為的に来談者システムの相互作用に適応するようにコミュニケーションを適合させる

ことです。例えば，母子の相互作用で，治療者が子どもに質問したことに対して，母親が子どもの代わりに子どもの立場について答えるという場面があったとします。ジョイニングを心がけている治療者ならば，その相互作用が観察された途端，この相互作用に適応するように振る舞うことになります。それは，子どもに向かって質問しておきながら，母親からの返答を待つような態度を示すことです。仮に，観察された相互作用が病理性や問題のある相互作用であっても，ジョイニングではそれを指摘したりはせず，ただその相互作用に適応するように振る舞うことだけを意識するのです。

　治療関係に関しても情緒的な側面を重視したラポールに見られるような「信頼関係」などではなく，対象システムにとって適切となる言動を示すことで関係形成を目指すようにしています。この違いからは，ジョイニングが非常に表面的なものだという批判も起こりますが，それはその後の治療に対する考え方が異なるため，必要以上に情緒的な関わりを持たないことが適切だと考えられるからです。

　このように，システムズアプローチの治療構造は，ジョイニングによって「面前のシステム（来談者―治療者）での関係形成」をしながら，治療者の認識的には「治療対象とすべき要素を含むシステム（相互作用の及ぶと判断する範囲のメンバー）を決定する」という二重性を持つものとなります。

II-3　どのような治療過程をとるか

　システムズアプローチには，固定的で決定的な治療過程は存在しません。導入の段階から個別の治療過程を創造することが基本であるため，治療過程のあり方については形式化ができないというべきかもしれません。あえて「治療過程」と呼ぶものがあるとするならば，「情報収集→仮説設定→治療的働きかけ→再び情報収集」という治療システムでのある種の相互作用の循環かもしれません。この循環は，治療者が対象システムとの間で行う相互作用の特徴を治療的に記述したものです。

　治療者が治療システムでのコミュニケーションについての「情報収集」を行

い，そのコミュニケーションが成立している場の状況を「仮説設定」し，その状況に変化を与えるべく「治療的働きかけ」を行い，それによって生じたコミュニケーションが成立している場についての「情報収集」を再度行います。この循環によって問題とされていたコミュニケーションが生じなくなるまで，この循環を繰り返し続けるということが，あえていえば「治療過程」といえるかもしれません。

　この「情報収集→仮説設定→治療的働きかけ→再び情報収集」という一連の回転は，重層的に行われるものだということが重要です。ある面においての観察は，瞬時を前提とするものであったり，ある枠組みの話題を一区切りとしているかもしれません。別の面における観察は，面接経過全体を前提としていたり，一回の面接の中で行われる場合も少なくありません。このような回転の周期は，最初から重層的に行うものではなく，むしろ１つ１つの回転に対しての意識づけの後に，重層的な回転が可能となるものだと思われます。したがって，個々の事例の表面的な治療過程が異なるものであるとはいえ，結果的にこうした「情報収集→仮説設定→治療的働きかけ→再び情報収集」というサイクルをくり返しているのです。

　ただ，この「情報収集」「仮説設定」「治療的働きかけ」の各部分については，システムズアプローチの独自の考え方だけを当てはめるのではなく，様々な立場の理論や方法論を応用することが可能です。精神分析的な解釈によって情報を仮説化することも可能であり，行動療法的な学習理論に基づいた仮説設定を行い，オペラント条件づけを利用した治療的働きかけを行うこともできます。ただ，誤解のないようにしておきたいのは，それはシステムズアプローチの立場から「問題として語られている状況に変化を起こすこと」を目的としていることには変わりはなく，突然精神分析的な意味での「解釈による洞察の促進」が目的となるわけではありません。

　臨床的に見れば，このサイクルが重層的に扱われるべきものである以上，独自の治療過程としては理解すべきでないのかもしれません。しかし，「情報収集→仮説設定→治療的働きかけ→再び情報収集」というサイクル自体がシステ

ムズアプローチの独自の治療過程であると思われます。

II-4　どのようなことが治療的働きかけとなるのか

　システムズアプローチでは，家族療法でイメージされているような「介入」とは異なり，治療者—患者・家族間のコミュニケーション相互作用を繰り返すことによって，わずかな変化を増幅させることが治療的働きかけとして意識されるべきものだと考えます。コミュニケーションの生じている状況そのものを一変させるためには，その状況を維持している様々なより細部の状況設定を変化させることが不可欠だからだと考えるからです。また，そうした細部の状況設定を変化させないままで行う治療的働きかけは，対象システムに不要な危機感だけを高めてしまいかねないため，変化は起こりづらいものとなります。むしろ，コミュニケーションの細部の状況設定を変化させることを繰り返すことは，変化の起こりづらい状況であればあるだけ効果的であると思われます。

　家族療法が日本に導入された段階では，大がかりな「介入技法」が注目されました。しかし，それらの介入技法は独自にどの場面でも応用可能なものではなく，むしろそれまでの手続きが様々に必要だと考えられます[18]。その手続きについての詳細は，これまでの議論の中にはほとんど触れられていません。むしろ，極端な場合にマスターセラピストのパーソナリティに依拠しているのだといった誤解さえあったと思われます。

　システムズアプローチでは，治療的働きかけによって起こる変化に対する視点も異なっています。それは，「変化は瞬間であり，その変化の観察には時間経過が必要」と考えるため，起こっている変化を見逃さないことが重要な要素となっています。いわば，微少な介入によって起こった変化を観察して見出すためには，観察能力こそが治療的働きかけの有効性を決定するものだといってもいいかもしれません。したがって，システムズアプローチでは治療的働きかけをそれほど特別なこととして位置づけているのではなく，むしろ何気ない治療システムでの相互作用こそが治療的働きかけとなりうるのだと考えているの

---

[18] 吉川悟：家族療法—システムズアプローチの〈ものの見方〉—，ミネルヴァ書房，1993。

第2章　方法論としてのシステムズアプローチ

です。

Ⅲ 最近のシステムズアプローチ

　システムズアプローチは，家族療法の世界と並行で80年代後半以降，その認識論の変更が求められてきました。これまでの家族療法が一般的な精神療法の考え方を破棄し，modernism から発展したとはいえ，その原理・原則に含まれていた様々な認識論的誤謬が臨床的に露呈したといえます。

　たとえば，「システムとしての治療」という認識の変更が叫ばれながら，認識論的飛躍に見合うような方法論的変更がなされたわけではありませんでした。その象徴の一つは，依然として治療者―患者・家族関係における階層性の問題は払拭されないままであったということがあげられます。また，システム理論の基礎であったシステムの観察に関しては，「外部観察」という観察者の視点が観察対象の外に置かれていることを前提としていますが，家族を観察対象としてきた経緯から，観察者が理想化した家族像や社会的に一般化されている家族像を押しつけているのではないかという議論が起こったり，観察されていることによって観察されている側が変化してしまうことを考慮しないままである，観察者が独立してその影響を受けないことはあり得ないなど，その視点が被援助者の現実の姿を観察対象としていないことが臨床的問題を大きくしていました。

　こうした議論は，現実構築主義（constructivism）の影響と相まって，家族療法の認識論に様々な疑問を投げかけることとなりました。80年代中頃までは，方法論なき議論とまで評される実情で，このジレンマは，ホフマンが Second-order Family Therapy（第2世代家族療法）という言葉を用いることによって，新たなる認識論とそれに基づく方法論の芽を紹介していることにも見られます。[19] そして初期に患者・家族の自発性を尊重しようとした中心的キーワードとなったのは，reflexive でした。現在は「回帰性」と訳されることが一般的ですが，

---

[19] Hoffman, L.: Beyond Power and Control. *Family Therapy Medicine*, 3. pp. 382-396. 1985.

これが現在でもシステムズアプローチの認識論の重要なキー概念となっています。それは，患者・家族が自らを変えるリソースを内在させており，そのリソースが表面化しやすくするように治療者が触媒的機能を果たすことであるとされています。

　また，近年の新たな認識論に従えば，より患者・家族の社会的な縛りを開放するという治療的なアプローチが見られます。ナラティヴ・セラピーと称されている家族療法の発展したアプローチなどは，やっと日本でその実際が理解できる指標が提出されるようになったばかりです[20]。より洗練された治療がサービスとして定着するための精神療法の進化とも考えられますが，臨床的有用性に関しての議論も浅く，まだ十分な議論の土俵にはないのが実状です。

　このようにシステムズアプローチは，単一の臨床モデルとしてではなく，家族療法の発展と共にその臨床対象を拡大するものとして発展しています。治療対象を「家族」に限定せず，あらゆる対象を包括することができるシステムズアプローチでは，精神科臨床や精神療法の枠組みを越え，援助的サービスの必要が語られるあらゆる場での実践に流用可能なアプローチとして，今後ますます注目されるものとなると思われます。

---

[20] この項については，いくつかの参照が可能だが，最もすぐれた本質を表わしているのは，以下の文献である。小森康永・野口裕二・野村直樹編：ナラティヴ・セラピーの世界，日本評論社，1999。

第3章
治療者Hの変遷
――臨床における変化の導入をどのように位置づけてきたか――

　臨床活動をはじめた段階から，多くのまじめな臨床家は，ある苦難とつきあわなければならなくなってしまいます。それは，どのようなマスター・セラピストにも当てはまることなのですが，これまでの変遷について語られることがないということです。よほどのマスター・セラピストか，特異な研究者しか初期の治療の現実は知られないままで，臨床畑一筋という臨床家について語られることは，ほとんどなかったように思われます。ここでいうところのある苦難とは，治療者にとって必然的におそってくるジレンマであり，それは，いかにすれば容易に患者・家族に変化が導入できるのか，というものです。

　ある治療者は，変化の導入のために様々な理論を身にまとい，あれこれと複雑怪奇な理屈によって変化を導入しようとするかもしれません。ある治療者は，とにかく数多くの事例をこなすことで，それぞれの事例への対応を既知のものとするための努力を繰り返すかもしれません。ある治療者は，自分の臨床を振り返っては理論化し，それに応じて再度実践するという繰り返しを続けるかもしれません。ある治療者は，出たとこ勝負のようにありとあらゆる思いつきを試してみて，その中から有効な方法を見出すようにするかもしれません。ある治療者は，先輩の臨床家の猿真似をすることからはじめて，自分なりの臨床スタイルを作ろうとするかもしれません。ある治療者は，……。言いはじめればキリがありません。

　ここに紹介するのは，ある治療者（以下，治療者H）のある時期からある時期までの変遷過程です。行動療法を基盤に，催眠療法やヘイリー（Haley, J.）の

戦略的な方法論を身につけ，構造的家族療法の実践を経ることによって，ありとあらゆる方法を統合的に利用できるようになった段階からの変遷過程です。いわば，システムズアプローチの考え方を身にまとい，それまでの方法を利用しながら，新たな治療の方法論との出会いによって，さらに洗練された治療者へと変容していく過程がおわかりいただければと思います。

I それはたった一行の記述から始まった

　今を去ること1980年代中頃。日本のシステム論的家族療法の世界に大きな波が訪れる前夜，家族療法がブームのように取り上げられるようになる前夜のことです。

　それはたった一冊の翻訳書の，たった一行の文字から始まりました。その翻訳書とは，『システムと進化——家族療法の基礎理論——』というホフマン (Hoffman, L.) の著書でした[1]。そして，そこに書かれてあった文字とは，「悪魔の契約（p. 390）」という文字でした。なんだか魅力的なこの言葉に惹かれた数名の治療者たちは，早速この方法の効果を試してみることとしました。

　なんと気の早い，落ち着きのないことであろうと驚かれるかもしれません。しかし，このときの臨床の場では，現在もその精神が培われているという『某大学精神科・臨床研究グループ』のモットーである「役立つものなら何でも使え。あまり役立たなくとも，面白そうであればやってみろ。最低限はそのケースに不利益にならないこと」というモットーだったように記憶しています。右も左も英語の文献だけが頼りだったこの頃，ロウソクの光でさえ，ハロゲンライトのように感じていたのかもしれません。

　これを用いた事例は，中学3年生の男子不登校生徒の家族の事例でした。秋も深まった季節，3年生であるにもかかわらず，5月の連休から登校しないままとなっているこの生徒に，保護者はほとほと疲れ果てていました。どう説得

---

(1) Hoffman, L.: *Foundation of Family Therapy—a conceptual framework for systems change.* Basic Books, 1981.（亀口憲治訳：システムと進化，朝日出版社，1986。）

しても動かず，どう話してみてもかわされ続ける対話に，治療者たちでさえイライラさせられていました。笛ふけど踊らず，という言葉通り，何をどう話してみても効果のない彼の面接に，治療者たちはインターセッションを取りました。

Th H：どうしょう，これじゃ何やっても動かんで！
Th Y：そうですね，どうしましょう？
Th H：何か有効な方法はないか？
Th Y：あの……,「悪魔の契約」っていうのがあるんですが，使ってみたらどうでしょう？
Th H：何や，その「悪魔の契約」って？
Th Y：よく知らないんですが，ある家族にとって変化が要請されるようなタスクを与えるのですが，そのタスクを与える前にどんなタスクであっても必ずやるっていう約束をさせるっていう感じなんです。
Th H：ほうほう，それ面白そうやん。
Th Y：僕もあんまりよくわからないんですが，中身がわからないのにタスクをやるっていう言質を取ってからタスクを与えるんですが，本気でやるという約束をさせることが味噌のような気がするんです。
Th H：なになに，そのタスクは何か特別な意味があるんか？
Th Y：どうなんでしょう，意味がある方がいいんでしょうが，タスクをやるまでにその気にさせてしまうという意味もありそうなんです。
Th H：（笑いながら）なんやて，ほな詐欺みたいなもんかいな。
Th Y：（笑いながら）そういってしまえば身も蓋もありませんやん。味噌はその気になるようにさせることってことだと思います。
Th H：おもろいやん，どんなふうにやるんや？

ここから２人の治療者は，あれこれ打ち合わせをはじめました。治療者がチームとなって行うギリシア・コーラス (Greek chorous)[(2)]の治療構造を取っていたため，その打ち合わせもいい加減なものでした。出たとこ勝負でやってみようという雰囲気のまま，治療は再開されたのでした。

Th H：お父さんに一つお聞きしたいのですが，（父親，うなずいて向きなおる）

---

(2) Papp, P.: The Greek Chorus and Other Techniques of Paradoxical Therapy. *Family Process*, 19. pp. 45-58. 1980.

これまで息子さんのためにあれこれ手を尽くされているように思うのですが，それでも一向に変わりがなくて，ほとほと疲れ果てておられるように思うのですが，いかがですか？

父：イヤ，ホントのこと言ってどうしようもないという感じです。

Th H：お父さんなりにいろいろ考えておられるのでしょうが，もしもこのまま彼が学校に行かないで卒業したら，それでも（彼を）家においておく予定はありますか？

父：いや，ありません。

Th H：やはりないですか。（Th Y に向かって）やっぱりおいとく気はないって！

Th Y：(Th H と父親に向かって) ホントにないんですかね，どうも怪しいなあ。

Th H：(患者に向かって) 君はどう思う。

Cl：なにが？

Th H：お父さんは，君が学校へ行かず，今のまま家に居続けていたら，中学卒業と同時に放り出すってことだけど，ホントにそんなことすると思う？

Cl：……（父親の顔を見ながら）わからん。

父：そりゃ，家においとくわけにはいかん！

Cl：（にやにや笑いながら，治療者に向きなおって）わからん。

Th H：もしも君が放り出されることなんかないと思っているんなら，余計な心配なのかもしれないけど，何となくお父さん本気っぽいよ。

Cl：ふうーん。

Th Y：いや，どうやろう，怪しい気がするんだけど……。

Th H：いや，お父さんは，本気やで！

父：いや，高校へ行くならともかく，家にじっとしてるだけなら，仕事に行くべきだし，家にいるだけなら放り出します。これはもう本人には言ってあることなんです。

Th H：ほら，本気や。

Th Y：それは口先だけのことで，きっとその場になったら放り出せませんって。こんな大きい子，どうやって放り出すっていうんですか？

Th H：そりゃ，放り出したいっていうのが本音やないけど……。

Th Y：そうでしょ，本音やないのが分かっているから，彼も大丈夫ってたかく

くってるし。なにより，こんなままじゃいかんって本人だって分かってるけど，どうしようもないじゃないですか。
Th H：本人がこのままじゃいかんって思ってるって？
Th Y：(本人に向きなおって) そら，そうやわなあ？
Cl：(無言のままにやにやしながら，何度かうなずく)
Th H：(父親に向かって) 彼が何とかしないかんなって思ってるっていうのは信じられますか？
父：そりゃそういう部分もあるんでしょうが，そうは思えませんわ！
Th H：そりゃそうですわなあ，こんな態度じゃ信じられっこないでしょうね。
父：これじゃ信じろっていう方が無理ですわ，私でさえ信じられないんだから……。
Th Y：そりゃ，なにか具体的な策でもあれば，お父さんも何とかしてやろうっていう気になるかもしれないけど，そんな上手い方法もないし……。
父：そうですね，何か本人がやる気になるような方法でもあればと思いますが……
Th H：お父さん，何かやる気になる方法があればいいんですか？
父：そうですね，でもそんな方法ありますか？
Th H：さっき2人で話をしたんですけど，……ない訳じゃないんです。
父：どんな方法ですか？
Th Y：(Th Hに向かって) えっ，あれ話すんですか？
Th H：そのつもりや。
Th Y：でも，結構リスク高いですよ。本気にならないと後々よくないと思いますよ。
父：どんな方法なんですか？
Th H：方法は簡単なんですけど，(Th Yに向きなおって) やっぱり難しいかな？
Th Y：(父親に向かって) やめておいた方がいいですよ，上手くいけばいいけど，失敗したらたいへんやし。
父：そうですか，聞かせてもらうだけでもいいんですか。
母：そんな危険な方法なんですか？
Th H：危険というより，中途半端にはやらない方がいいってことです。
母：この子にとってよくないってことなんですか？
Th H：確かに，彼（Th Y）のいうとおり中途半端じゃよくないと思います，彼

(患者)だけじゃなくって,ご両親にとっても。単に効き目がないだけじゃなくって,みんな自信なくしちゃうかもしれません。

父:(笑いながら)自信がないのは今も同じです。

Th H:そりゃそうかもしれませんが,今より自信なくすかもしれないって彼(Th Y)がいうんです。

父:今さら多少のことじゃ驚きません。どんな方法なんですか?

Th H:じゃあお聞きしますが,彼が本気で何とかしたいって思えるようになるためなら,どんなにたいへんなことでもやるっていう気持ちになれます?

父:そんな馬鹿げたことじゃないんなら,やりますよ。

Th H:お母さんは,どうかな?

母:私も,かまいません。

Th Y:お父さん,馬鹿げたことじゃないんですけど,途中でイヤになってしまいませんか?

父:内容にもよりますが,どんなことなんですか?

Th H:私たちが今恐れているのは,とにかくたいへんなことだから,無理にお願いするのはよくないんじゃないかって思っているんです。内容をお教えしたら「なんだ」と拍子抜けされるかもしれませんが,それでもそれができないとなれば,こんなこともできなかったんだというショックを与えることになってしまいます。

母:そんなにたいへんなことなんですか?

Th H:やっていただくことはそれほどたいへんじゃないかもしれません。でも,やり続けるのは大変です。

Th Y:(Th Hに向かって)やっぱりやめておきましょうよ。気を持たせるようなことになっても意味がないし……。

父:いや,どんなことでも結構です。この子がやる気になってくれるんなら,多少の犠牲は覚悟できてますから。

Th H:(Th Yに向かって)お父さんはこうおっしゃってるけど。(父親に向きなおって)内容はともかく,どんなことでもやってやるっていう気持ちになっていただければ,お教えしてもいいと思います。

母:たいがいのことならやれますが,無茶なことじゃないんですよね?

Th H:無茶なことという訳じゃありません。

Th Y：(Th H に向かって) でも, 躊躇しておられるようだから, やっぱりやめておきましょうよ。
父：そんなにたいへんなことなんですか。躊躇してるだの, 迷ってるだの言われても, どうすればいいのかよくわかりません。
Th H：彼 (Th Y を指して) が心配しているのは, みなさんが万が一, 万が一ですけど, 聞いたはいいがやってみて上手くいかずに失敗したり, 諦めたりすると, よけいに自信をなくされることなんです。
父：じゃあ, とにかくやってみましょうよ, それから考えてもいいし。
Th Y：お父さん, もう迷われませんか？
Th H：大丈夫ですよね？
父：大丈夫だと思いますよ。
Th Y：迷っていませんか？
父：大丈夫です。
Th H：お母さんもいいですよね？
母：うーん, お父さんがそこまで自信満々やと, 私の方が躊躇するわ。
Th Y：そうでしょ, 無理しない方がいいんじゃないですか？
父：(母親に向かって) おまえが迷ってどうするんや, 大丈夫やろ？
母：そやね, ほんまにやれるのかな？
父：そりゃこれしかないっていう気になったら, たいがいのことはやれるはずや。ごちゃごちゃ迷ってんと, はっきり決断せい！
Th Y：お父さん, そんな急がしたらあきませんわ, これはそれぞれの意志の問題ですから。
母：(笑いながら) いいえ, もう迷いません。この子の親としてやれることがあるのに躊躇するやなんて。とにかく, 後で後悔したくありませんから。
Th H：いいですね？ (両親ともに大きくうなずく) それじゃお教えします。
Th Y：ホントにいいんですか？
Th H：うるさいなあ, いつまでもいつまでも, 心配してるだけじゃ進まへんやろ！
Th Y：もう一度だけ確認させて下さい。(両親に向かって) ホントにどんなことでもいいんですか？
父：もうここまで来たら, 何でもかまいません。とにかくその方法をやるだけです。

迷ってたらこんな馬鹿な話に乗りません。
　　母：お父さんの言うとおり，子どものためならどんなことでもかまいません。
　　Th Y：わかりました。
　　Th H：(Th Y に向かって) いいか？　納得したか？　もうこれ以上，余計な心
　　　　配せんときや？　ええね？（Th Y うなずく。両親に向かって）よろしいでしょ
　　　　うか。実は……。

　さて，興味津々でしょうが，治療者たちがここで与えた課題は大したものではありません。むしろ，拍子抜けするほど単純な課題です。それは，「学校へ行かない日には，一日中テレビをつけない」という単純な課題でした。簡単に見えるのですが，この子が不登校のままであれば，テレビをつけることが全くできません。子どもにとっては，代わりに漫画の本を読むなどのいろいろな代償行為は考えられそうですが，この子が漫画は好きじゃありませんし，今のようにゲームやビデオもありません。ラジオは聴かないし……。となると，否が応でも家族でにらめっこを続けるしかなくなってしまうわけです。

　さて，このケースの後日談です。家族そろってきた翌週には，「1週間はテレビなしの生活を続けた」と自慢そうなご両親と，ややふてくされ気味の子ども。それでも両親の決心は固く，「今週もやります」と笑いながらおっしゃっていた。翌週に入ると，そろそろ両親とこの子の間でもめはじめたそうです。「テレビくらい見せろ」「いや，絶対に見せん」「見せろ！」「見せん！」……。なんと程度の低い話かと思われるかもしれませんが，とにかく「学校へ行くまではテレビは見せない」という約束は守られ続けました。

　このことがきっかけかどうかはわかりませんが，なんと，この子が学校へ行くと言いはじめたそうです。あれだけ優柔不断だったあの子が，自分の口から学校へ行くと。そして，週末から登校しはじめ，家族でそろってテレビを見ているとのことが翌週には報告されるようになりました。

　いったい何が起こったのでしょうか。

第3章　治療者Hの変遷

II　家にひきこもって……

　さて，前述の治療から3年ほどの後，治療者Hの治療は，新たな土地で新たな展開を見せ始めていました。かの地では，精神療法はほとんど見られず，多くは薬物療法が主となっていた児童精神医学の世界に，精神療法家の病院ができ，そこでは新たな思春期や青年期の逸脱行動に対する精神療法の試行錯誤が必要とされていたのかもしれません。

　数年の間に，「不登校と名のつく事例であれば，90％以上は治るという，必殺のマニュアルのような治療方法を開発した！」という風評を，そこここで耳にするようになりました。多くの精神療法の実践家は，不登校を治すことさえ四苦八苦していたにもかかわらず，なんと簡単に治せるマニュアルができたというのですから，とんでもない話が広まっていたものです。

　早期から，直接話を聞く機会があって，治療者Hは，「いろいろなところで実験してみた結果，やはりこの方法は効果的である」と言い切っていました。「そんなことがあるのか」と，疑心暗鬼丸出し，疑いの眼で迫ってみたところ，明確な回答が得られました。それは，「じゃあ，この事例報告を見てごらんよ。ホントにそれしかしてないし，他の事例もだいたい同じ指示しか与えないし，なによりすばらしいマニュアル」と言い切られてしまいました。

　どうしても気になって，「どんなやり方なんですか」と尋ねると，そこに待っていたのは，突拍子もない返答でした。「それはな，家族全員を家から外出できないようにする訳や！」と，一言だけ。「そんなもので何とかなるはずはない」というのが第一印象だったことをはっきり覚えています。

　中学2年生のこの娘は，すでに学校へ行かなくなって1年以上になっていました。いろいろな所に相談に行ったそうですが，改善したとは言い難く，その上不登校があまりの長期間にわたるため，ご両親の間でもその対応についてもめることも少なくはなかったそうです。父親は「わがままも入っているから，

49

強引にでも朝は起こして，学校へ行かせるべき」と述べておられました。一方，母親は「子どもへの対応不足から，子どもに心理的な外傷体験をつくってしまった」と考えておられたようです。しかし，いずれの対応をしたとしても，この娘は乗ってはこず，何となく無言の反発を示したり，無言のままで静観を続けたり，両親ともにつかれ果てていたといった方が近いかもしれません。

どこで聞きつけたか，治療者Hの方法は知らずに，とにかくよく治るという評判だから行ってみようと気楽に来談したそうです。面接が始まって，いろいろな経過の話をして，そこで出てきた話が次のようなとんでもない話題だったということです。

Th：お話をお伺いして，だいたいのところはわかったのですが，いくつか質問させていただいていいでしょうか？（家族全員，うなずく）まず，あなた（患者）に聞きたいんだけど，何か知らないけど学校に行けなくなっちゃって，それでこんなに長く休んじゃったら，どっから手をつけていいのかわからないし，もう今さら学校へ行く意味があるかどうかわからないっていうような気持ってあるかな？

娘：学校へ行く意味がないってことは考えたことないけど，でも，どっかしら今さら行っても仕方ないかなっていう気持ちはある。

Th：絶対行きたくないっていうんじゃなくって，えっと，行きたくないっていう気持ちの方が大きいかな？　それとも，行けないからいいやっていう気持ちの方が大きいかな？

娘：どっちもあるけど，どっちかっていうと行けないからいいやっていう気持ちの方があるかもしれない。

Th：なるほど，正直に話してくれてありがとう。で，（母親の方を向きなおって）お母さんにもお聞きしたいんですけど，お母さんは先ほど子どもさんが学校へ行けなくなってしまって，行こうとしたけど行けないっていうことがあったから，それで子どもの心が傷ついちゃっているってことでしたかね？

母：はい，この子は今のように正直ですし，何とかしようとしていたんだと思います。ところがそれを主人があれこれ言うもんですから，よけい萎縮しちゃって自分はだめだって思い込んじゃったんだと思います。

Th：お母さんは，その傷ついてしまった心のままでは学校へは行けないって思っ

てらっしゃるのであって，学校へ行かなくていいっていうことじゃないですよね？
母：もちろんです。でも，無理をしてまで行かせたって，よけいにこの子の心が萎縮するだけですし，そこまでの無理をしていいかどうか，よくわからないんです。
Th：なるほど。じゃあ，彼女が学校へ行くという気持ちになれば，それが心の傷が癒えたかどうかの証になるってことでしょうかね？
母：そうですね，そうかもしれません。本人が自分で行く気になったのなら，そうかもしれませんね。
Th：なるほど，わかりました。で，（父親に向きなおって）お父さんですがね，お父さんは完全にさぼりだと思っておられる？
父：いや，完全にさぼりっていう訳じゃありませんが，基本的には怠け心っていうのか，もういいや，みたいな気持ちも少なからずあるんじゃないかと思います。
Th：なるほど。お父さんから見てそう思えるのはどんなところなんでしょうか？
父：家では元気だし，休みの日になると朝から大騒ぎして，あちこちつれて行けっていうし，こんな元気な不登校なんか聞いたことありません。
Th：週末になると元気になるということですか？
父：それだけじゃなくって，本当に行けないんなら体の調子が悪いとか，他にもなんだか気持ちが落ち込んでしまうとか，いろいろな不調みたいなものがあると思うんですが，そんなの聞いたことがない。それにもかかわらず，学校の話をするとまじめに話をせずに自分の部屋に行ってしまったり，女房が横から止めるんで，いい気になっているように思います。
Th：それは奥さんがいい気になっているってことですか？
父：いや，娘のことを女房がかばうから，娘が調子に乗りすぎているっていうことで，女房が悪いとこもありますが，娘がいい気になっていると思います。
Th：なるほど。最後に，お父さんから見られれば，彼女は学校へ行くだけのエネルギーがあるように思えますか？
父：どうでしょう，ない訳じゃないでしょうが，今すぐにあるかどうかはわかりません。
Th：わかりました。これまでのことについて，ある程度わかったことがありますので，少しお話をしたいのですが，よろしいでしょうか。

（家族全員，うなずく）

Th：まず，ご両親にお話ししたいのですが，これまでいろいろなところにご相談に行かれて，こんな話を聞かれたことはないと思うのですが，ここでの治療の仕方は少し変わっています。過去の母子関係がとか，成長段階のひずみがとか，いわゆるあれが原因とか，これが関題であるとか，そういうことの話をしながら問題を解決するという方法も悪い訳じゃありません。しかし，それでは解決までに数年を要したり，その途中の段階でイヤになったり，よけいなもめ事になることも少なくありません。（家族，大きくうなずく）みなさんのおっしゃっていることは，いろいろなお話もありましたが，共通していることが1つだけありました。それは，簡単にいうと「何とかする方法はないか」ということのような気がします。違いますか，お母さん？

母：そりゃそうです。この子にとっても学校へ行けるようになる方がいいに決まっています。でも……。

Th：そう，でもそんな方法があるんかいなっていう気持ちですよね？

母：はい。

Th：（父親に向いて）お父さんも，もしかすると，（娘に向いて）迷ってるかもしれないけど，あなたもそんな気持ちがないわけじゃないんじゃないの？

父：そうです。でも，そんな方法があるんですか？

（娘もうなずきながら，治療者の話を真剣に聞いている）

Th：いいですか，みなさん。実は，そんな方法があるにはあるんです。

母：本当ですか？

Th：本当です，でも，1つだけ約束して欲しいんです。その方法というのは簡単なことなのですが，ちょっとだけみなさんの努力を必要とします。努力というより，協力という方がいいかもしれませんが。とにかく，その方法をお教えする前に，「絶対にやる」っていう約束をしていただきたいんです。約束していただければお教えします。それだけが条件です。絶対，何が何でもやるっていう約束，していただけますか？

父：その約束をしたとして，それでこの子が登校できるようになるんですか？

Th：はい，99％お約束します。これまでもいろいろ試してきましたが，とにかくやっていただいたら必ず解決しています。1％の治らなかったのは，本当になにか脳の中の病気であったり，もともと気質的というか，体のどこかに異常があった場合だけです。

母：本当に何とかなるんですか？　そんな魔法みたいな話は聞いたことがありませんが？

Th：間違いありません。この首かけてもいいです，安っぽい首ですけど。あえて確認しとくけど，（娘に向かって）あなた自分は病気やっていう感じするか？

娘：病気って，不登校は病気やっていわれたけど……。

Th：そんな病気やなくって，精神的におかしいっていう感じがしたり，自分で思ってもいないこと叫びはじめたり，とにかく自分で自分が訳わからんっていう感じってあるか？

娘：（笑いながら）そんなことない。

Th：（両親に向きなおって）だったら大丈夫です。100％保証します。

父：どんな方法なんですか？

Th：それをお話しする前に，絶対にやるっていう約束をしていただきたいんです。

父：どんなことか教えていただくわけにはいきませんか？

Th：内容はお約束していただければお話しします。でも，内容を聞かないでも「やる」というお約束をしていただきたいんです。

母：それは，私たちにできることなんですか？

Th：はい，当然です。

父：とんでもないことじゃなくって，常識的なことなんですか？

Th：常識的かって言われれば，果たしてこれが常識的かどうかは私にはわかりません。でも，できないほどの非常識なことではありません。

母：この子がやることなのですか，それとも私たち親がやるってことなんですか？

Th：これはご家族みなさんでやっていただくことです。家族には，日頃使っていない問題解決のための力が出る時があります。でもそれは，いつもいつも出てくるものじゃないので，それを引き出すための方法だと考えて下さい。

母：それじゃ，この子も同意しないといけないんですね？

Th：そうです。彼女もやるという気持ちになっていただかないと意味がありません，ご家族の一員ですから。

父：（娘に向かって）どうだ，やってみるか？　お父さんは先生が絶対って言ってくれてるんなら，やってみようと思っているけど，おまえはどうだ？

娘：私もなにかするの？

父：おまえも協力しないといけないってことだし，何よりおまえのことなんだから

な。
　　母：そうね，お母さんも先生が絶対って太鼓判押していただいているから，やってみようかなって思ってるのよ。あなたもやるでしょ？
　　娘：何するの？
　　父：それを聞く前に約束をして欲しいってことをおっしゃってるんだ。できないことじゃないってことだから，おまえも頑張ってみればどうだ！
　　娘：だって，学校へ行けっていうことだったらどうするの？
　　母：（笑いながら）そんなことはないと思うわよ。できないことじゃないってことだし，あなたを学校へ連れて行くっていうことだったら，もう何度か試したってだめだったんだから……。
　　Th：学校へ連れて行くということじゃありません。確かにある意味じゃ学校へ行くことと関係はしていますが，学校へ無理矢理連れて行くことじゃありません。さて，どうしますか？　5分間相談して下さい。5分後に結論をお聞きします。

　治療者は，家族を面接室に残したまま退出していった。そして，何食わぬ顔をして，きっちり5分後に入室して，口火を切り始めました。

　　Th：さて，ご相談はどうなりましたか？
　　父：とりあえずやってみます。聞いてみないとわからないけど，他にそんな方法はありませんから，とにかくやってみます。どんな方法か教えて下さい。
　　Th：（母と娘に向かって）間違いありませんか？　本当に「絶対にやる」っていう決心はできていますか？
　　母：その方法で何とかなるんでしたら，絶対やります。
　　Th：間違いありませんね。あなた（娘）は？
　　娘：できることならやってもいいかな。
　　Th：やってもいいかなっていうことは，迷ってるってこと？
　　娘：いいえ，本当にそれでなんとかなるんなら，やります。
　　Th：もう一度だけ確認します。絶対にやるっていう気持ちになっていただけましたね？（全員，うなずく）間違いありませんね？（全員，神妙な顔つきになって，再度うなずく）わかりました。では，方法をお教えします。まず，今日帰ったら，皆さんお家から出ないでいただきたいんです。よろしいですか？
　　父：家から出なければいいんですね？

Th：そうです。お家から出ないで下さい，だれもですよ。そして，明日からもどなたも家を出ないままで過ごしていただきたいんです，彼女が学校に行くまでは。わかりますか？

父：明日からということは，仕事はどうなるんでしょうか？

Th：当然，お休みしていただきます。どのようにして休むかは，皆さんにお任せします。お母さんもおわかりですか？

母：じゃあ，買い物とかはどうするんですか？

Th：当然出ないままで過ごして下さい。どうするかは皆さんでご相談していただいて，どんな方法でも結構です。彼女が学校へ行くまでは，絶対にお家からだれも出ないで下さい。

娘：じゃあ，私が学校へ行かなきゃいけないんですか？

Th：いいえ，あなたが学校へ行く行かないは関係ありません。とにかく皆さんでお家にいて，どうするかは自由です。電話も使ってもらって結構ですし，ご親戚の方にいろいろやっていただいても結構です。皆さん自身がどのように毎日を過ごされるのかについては，一切お任せします。ただし，誰一人として，お家からは出ないようにして下さい。とにかく彼女が学校へ行くまでは，誰もお家を出ないでいただきたいんです。

父：それじゃ，仕事は休むとしても，食べ物を買いに行くことも，外出することすべてが禁止ということなんですね？

母：お父さんは大丈夫なの？

娘：そんなことして，何になるのよ！　お父さん！　会社に行かなかったらだめじゃないの，行ってよ！

父：いや，とにかく先生と約束したんだから，約束は守る。おまえが学校へ行くまでは，とにかく外出はしない。

娘：じゃあ私が学校へ行けばいいっていうことなの？

母：そうじゃなくって，あなたが学校へ行くまでは，みんなが外出禁止ということだけで，学校へ行けということじゃないと思うわ。

Th：なぜこのようなことをお願いしたか，それはご家族がどのようにしてこの状況を乗り切るかということなんです。詳しいことについては，上手くいったときにその理由をお話しします。

父：なるほど，なんだか馬鹿げたやり方ですが，何とかなるっていうことでしたか

ら，わかりました，やってみます。
　娘：ホントに仕事は大丈夫なの？
　父：どこまで休めるかはわからないけど，とにかくやってみてこの状況を乗り切る
　　方法を考えよう。
　娘：乗り切るって，私が学校へ行くってこと？
　父：それまでになにかが見つかるってことだろうと思うよ。
　娘：でも，見つかるまでに仕事辞めさせられちゃったらどうするの？
　父：大丈夫，何とかなるよ。
　母：ホントに大丈夫なんですか，あなたは？
　父：大丈夫，大丈夫。（治療者に向きなおって）先生，とにかくこの状況を乗り越
　　えればいいんですね？
　Th：はい，ここをどうするか，それは皆さんでご相談下さい。それが大事なこと
　　なんです。とにかく皆さんはお家から一切出ないで下さい。よろしいですか？

　さてさて，狐につままれたような気もしないでもない雰囲気のまま，この家族は帰宅の途についたそうです。果たしてどうなることやら，心配そうな雰囲気も，何となく変に浮かれているようにも感じられていました。
　さて，10日後の面接にあらわれた家族は，何となく雰囲気が違っていました。それまでになく笑顔のご両親と，その間にちょこんとおとなしげに座っている娘。様子は確かに変わってしまっていました。
　早速話しはじめた治療者に，家族はもったいぶるように，「あの面接以来……」という，さも長かった10日間の話を語りはじめました。
　最初の3日ほどは，それこそのんびりムードで，それぞれが食糧確保のための電話をし，関係する会社や友人などへ急な有給休暇のお願いや，仕事の引継ぎ，予定のキャンセルや変更など，理由を言えないままで，てんやわんやを繰り返したそうです。
　それでも4日目あたりからそれぞれの雲行きがおかしくなりはじめました。どうもイライラする父親と，それを宥めるためにピリピリする母親と，その場の雰囲気がおかしいとカリカリする娘の姿が，それぞれの目に映っては消え，それでも目につきはじめたそうです。

第3章　治療者Hの変遷

　5日目の昼食時，それまではそれぞれが思っていても押さえていた発言を，父親が口火を切りはじめました。それは，「おい，こんな状態のままでどうなると思う」という一言でした。娘は「しらん」と無視を決め込み，母親は「今さら何を言っているの，こうなることはわかっていたんでしょう？」とつっけんどんな口調で話しはじめました。

　家族の中での何気なかった会話なのに，徐々に緊張が高まっていったそうです。そして，約30分後には，記憶に留めることができないほどの罵声と，これまでに語られていなかったそれぞれの裏話，何より応酬として差し出される様々なメッセージの数々。このままでは一触触発，何が起こっても不思議ではないほど，それぞれから見た緊張はピークに達しようとしていたそうです。

　その中でも家族が唯一無二に記憶していたのは，この阿鼻叫喚の世界を変えた，娘の一言でした。

　　「だって，……だって，……だって，こんなことになるなんて，思いもしなかったんだもん！　今さらどんな顔してればいいのよ！　私だってこんなことになるなんて思ってもいなかった！　どこからどう手をつけていいのか，頭の中なんかいつも真っ白なのよ！　どうすればいいのよ！　どうすればいいっていうのよ！」

　このセリフで，みんなが凍りついてしまいました。この間，家族にとっては，1時間に思えるほどの長い沈黙が続きました。そして，娘は，おもむろに再び語りはじめたそうです。

　　「どうすればいいのかなんてわかってるわよ，最初は我慢すればいいんだって。そんな我慢なんかできっこないって思ってたけど，こんな日がずっと続くのなんか，もういやなの！　お父さんはイライラしてばっかり，お母さんもピリピリしてばっかりじゃないの！　私，明日から学校へ行くわよ，行けばもう終わりでしょ，こんな馬鹿げたこと。でも……，でも……，大丈夫よね，お母さん！　何とかなるわよね，ねっ，お父さん！」

　目の前の家族は，ここから先については多くを語ろうとはしてくれませんでした。ここまで話したとたん，娘が一言だけ付け加えてくれました，「約束したんです。後は，私たちの内緒なのよね，お母さん！」と。それを見て微笑んでいる母親と，そばで笑っている父親。

ただ一つわかっていたのは，間違いなくこの家族は，治療者との間の約束という以前に，なにかを成し遂げたという事実だけだったのではないでしょうか。

Ⅲ 「虫」はどこから登場したのか

その後，再び臨床の場を転じた治療者Hは，よりソフィスケートされたマニュアル作成を目論んでいました。それに大きく関わっていたのは，「三項構造」[3]「外在化」[4]「深町療法」[5]「ソリューション・フォーカスド・アプローチ」[6]など，治療者Hの周りにあった様々な新たな治療的なアプローチの情報と，その導入のために不可欠とされていた認識論（ただし，こちらについては一部でしかないのだが……），そして，それらを総括していたのは，これまでにも使い古されていたシステムズアプローチの用語でいうところのジョイニングでした。

その後現在まで，このアプローチが原型となって次章以下の逐語へとより洗練されていきますが，最初の頃はこれといった確信に基づいて使われていた方法ではなかったようです。むしろ，治療者Hのいた臨床の場で重視されていたものが「何をした結果，変化が生じたのか。特に介入的な方法が，どのような方法であったのか」という科学的な因果律が重視される世界で，そこに変化の秘密があるに違いないという，ある種の宗教じみたような確信が共有されている場であったと耳にしました。いわば，革新的な方法としてではなく，確信的な対応であるという思い込みのような世界があったから，このアプローチがその後発展したのかもしれません。変化を説明するためには，「理不尽な説諭」や「不可解な説得」ではなく，先行研究された「○○療法」や「○○アプロー

---

(3) 児島達美：心理療法における「問題の外在化」および治療関係の「三項構造化」について，上智大学心理学年報，14，pp. 199-227，1990。

(4) White, M., Epston, D.: *Narrative Means to Therapeutic Ends*. W. W. Norton, 1990.（小森康永訳：物語としての家族，金剛出版，1992。）

(5) 深町建：摂食異常症の治療，金剛出版，1987。

(6) Berg I. K., Miller S. D.: *Working with the Problem Drinker, a Solution-Focused Approach*. W. W. Norton, 1992.（斉藤学監訳：飲酒問題とその解決—ソリューション・フォーカスト・アプローチ—，金剛出版，1995。）

チ」が必要な世界だったからです。
　よくぞこんなところでこんなアプローチが誕生したものだと感心しきり。これがこの新たなアプローチに対する第一印象でした。

　菜穂子さんは，不登校になってから半年が経過しようとしていました。最初は風邪かと思われた発熱が，いつまでたっても引かないままとなり，身体症状として定着してしまいました。2カ月を過ぎる頃から，熱だけではなく，朝になるとあれこれ心配事が山のように降ってきて気分が悪くなり，何をどうしてもだめだという気になってしまいます。
　心配した両親は，身体に異常があるのではないかと，気になって気になって仕方がなかったそうです。それでも学校では「母親が多少の発熱で甘やかしている」と言われたり，「幼少時から甘やかしすぎている」と叱られたり，最近では「娘の依存心が強いからだ」などと言われ，どうしていいのかわからなくなっていました。
　あれこれ著名な病院を転々としましたが，異常はなく，この地方では最も権威のある病院へやってきたのです。しかし，そこでも体には何の異常も見つからず，心配もいらないとのことで，代わりに精神的なものから来ている発熱だろうから，心理的な治療を受けるように指示されたそうです。

　Th：なるほど，結局ご両親も菜穂子さんも，何とか早く学校へ行けるようになればいいと考えておられるが，どうしていいのかわからないということなんですね？
　（3人は，大きくうなずく）
　Th：なるほど，なるほど。……あのね，突然こんな馬鹿げたこと言いはじめると信じてもらえないかもしれないんですが，学校へ行く方法，ないわけじゃないんです。聞きたいですか？
　母：そんな方法があるんですか？
　父：それは，どんな方法なんですか？
　Th：じゃあお教えしましょうか？（3人とも，再び大きくうなずく）あっ，忘れてた。その前に大事なことがあるんだけど，菜穂子さんに確認しておきたいんだ

けど，いいかな？

娘：はい，なんですか？

Th：あなたが学校へ行けないってことなんだけど，何か特別な理由というか，行ったらまずいことが起こるみたいなことってないかな？

娘：はい，ありません。自分でも行けるようになればいいって思っているし，どうして朝になると落ち込んじゃうのか，よくわからない。

Th：そう，じゃあ，とにかく朝が一番のネックになっている，それだけだね？

娘：はい，そうです。

Th：それと，ご両親にお聞きしておきたいですが，この方法が上手くいくためには，3つの条件があるんですが……。

母：どんなことでしょうか？

Th：それは，菜穂子さんのように，よくわからないけれども子どもさんが学校へ行けなくなったりすると，登校拒否とかいって，その原因がなにかってことをはっきりさせようとすることがありますよね。ひどい場合は，母親の養育態度だとかいってお母さんの育て方が悪かったんだみたいな言われ方をしたり，家庭環境に問題ありとか，父親が無責任だとか……。

母：はい，私の育て方に問題があったんじゃないかって……。

Th：そうそう，そんなような話，お母さんも誰かから言われたことがあるでしょ？

母：はい，学校の相談担当の先生とか，……。

Th：お母さん，その「何が原因か」っていう話なんですが，その，何が原因かってことをあれこれ考えないでいただけませんか？　それが，一つ目の条件です。

父：原因を考えないって……，えっ，考えないでいいんですか？

Th：はい，原因を考えないってこと，それが第一条件です。

母：私の育て方って言われてきましたけど，それも考えなくっていいんですか？

Th：はい，その相談担当の先生や他にもいろんなことを言っておられた先生もいると思います。でも，考えないで下さい。変なこと言うみたいですけど，関係ないんです。

母：関係ないって，ホントにいいんですか？　じゃあ，娘を甘やかしているからだって……。

Th：菜穂子さんを甘やかしているかどうか，それが原因かどうかも関係ないんで

第3章　治療者Hの変遷

す。
母：本当に，本当に考えなくっていいんですか．私がこんな風にしたんじゃないかって思ってたのに……．
父：先生がいいっておっしゃってるんだろ，原因を考えないって，それが第一条件だって．
Th：お父さん，ありがとうございます．それが第一条件です．原因なんかを考えないこと，いいですか？　それと，菜穂子さん……．
娘：はい，何ですか？
Th：あなたの性格とか，あなた自身の我慢が足りないとか，そんなことも関係ありません．
娘：えっ，私が自立心が足りないからだって言われましたけど，それも……．
Th：はい，それも無関係です．それが条件です．
母：えっ，じゃあ何でこんなことに……．
娘：私だっていろいろ言われてきたから，関係ないって言われても，……じゃあ，どうしてこんなことになってしまったんでしょうか？
Th：そう，その原因を作ったヤツって，実はいるんです．
父：それはいったい，誰なんですか，原因を作ったヤツって？
Th：誰って言われると困るんだけれど，誰って言うか……．わかりました．ちょっとばかばかしい話で申し訳ないんですが，最後までつき合って聞いていただけますか？（3人とも，うなずく）あのね，菜穂子さんが知らないのに熱が出たり，朝に落ち込んでしまったり，学校へ行けなくなってしまっているんだけど……，あのー，ほら，このへんに変な虫がいてね．そいつがブーンって飛んでいる．それで，そいつらはいつも捜しものをしてる．何を捜しているかっていうと，ちょっと体調の良くない娘はおらんかなあ，気弱になっている娘はいないかなあって，いつも捜しているんです．それで，そういう娘がいると取りついて……．（娘に向かって）あっ，何か変なことというおっさんやなあと思ってるやろう．
娘：（笑いながら）いいえ，そんなこと思ってません．
Th：それならいいですけど，お父さん，お母さんも，そんなこと思ったはりませんか？
父と母：いいえ，それで……．
Th：それで，その虫が菜穂子さんに今取りついているという状態です．彼女が頑

張ろうと思っても，虫がそんなことしたらあかんって言う代わりに，熱を出したり気分を悪くさせたりしている。信じられないかもしれないけれども，そういうことなんです。昔から「肝の虫」っているでしょう。あんなもんなんです，その虫は。

娘：その虫が私についていて，熱を出させたり，やる気をなくさせたりしてるっていうんですか？

Th：信じられないかもしれないけど，そうなんです。だって，あなたが朝，頑張ろうっていう気持ちで起き上がっても，何か知らない内にやる気がなくなってしまったりするでしょう？

娘：そうです。

Th：でしょう，それってなんだかおかしいと思わない？

娘：思います。私は何とかしたいのに，やる気が急になくなったり，熱が出てきたり……。

Th：そうでしょう，その時にこの虫があなたの力を奪っていって，やる気が急になくなったように感じさせている。

母：そういわれれば，この娘もどうしてこんな急にしんどくなっちゃうんだろうって言ってます。

Th：そうでしょう。それが虫の得意技です。本人も気がつかない内にしんどくさせてしまう。おわかりですか？（それぞれ，小さくうなずく）それで，この虫を退治するためにやっていただきたいことがあるんですが，それが２つ目の条件です。

母：なんでしょうか，できることなんですか？

Th：はい，ちょっと馬鹿げているかもしれませんが，真面目にやっていただきたいのです。それは，家に帰ったら，さっき説明した「虫」の絵を描いて欲しいのです。この程度の大きさの，画用紙くらいの大きさの紙でいいから，あなたのイメージした「虫」の絵を描いて……。それで，みなさん何時頃帰ってこられて全員集合ってことになります？

父：だいたい遅くとも８時頃には帰ってきますけど……。

Th：けっこうです。じゃあ食事をしたり，お風呂入ったりで，10時頃なら手は空いていますよね。その時で結構ですから，例の絵を中心にして，家族で丸くなって集まってほしいのです。畳の部屋ってありますか？

父：古い家ですから，家中畳だけで，板間はほとんどありません。

Th：じゃあ，みなさんの集まりやすい所で結構ですから，そこで絵を中心に座っていただいて，そこでちょっと恥ずかしいですが，「こんな虫，出ていけ」とその絵を手で叩いてほしいんです。

娘：えっ，その絵を叩くんですか？

Th：そうです。近所に聞こえると恥ずかしいけれども，小さな声でもいいから気合いを入れて，「こんな虫，出ていけ」ってやってほしいのです。それも，その絵を描いた紙が破れるまで，みなさんで順番にやっていただきたいんです。これが２つ目の条件です。わかりますか。

母：はい，それで……先生のおっしゃる３つ目の条件というのは……。

Th：３つ目は，こんな話をしたから，明日から虫が抵抗したり，ちょっと良くなったからといって大反撃を狙っていたりすることがあるんです。で，その反撃にやられてしまってはなんにもなりませんから，お父さん，本来の菜穂子さんなら絶対できると思うことって何ですか？

父：できることですか？　今はほとんど昔の面影も少なくなっているから……。

Th：朝決まった時間に起きるとか，朝御飯をしんどくても食べるとか，散歩に出るとか，何でもいいですよ。

父：そうだなあ，菜穂子，何ならできそうだ？

娘：朝は起きれるけど，朝食は自信ない，気持ち悪くなっちゃうから。散歩も夕方か夜なら出られるかもしれないけど，昼間はちょっと……。

父：（治療者に向かって）じゃあ，それでいいですか？

Th：何でも結構です。これだけはっていうものであれば。

父：じゃあ，朝起きることと，散歩に行くことにしよう。いいな。

娘：うん。

Th：いいですか。でも，もしかしたら「虫」が反撃してくるかもしれません。そして，朝起きも，散歩もできないままになってしまうかもしれません。その時の罰ゲームを決めていただきたいんです。内容はこれも何でもいいです。ただし，虫のせいで菜穂子さんが苦しい目に会ったんですから，みなさんでできるものです。

父：罰ゲームですか，これは菜穂子もやるんですか？

Th：当然です。みなさんでやれるものにしてください。

父：なにがいいやろう……，菜穂子，なにがいいと思う？

娘：うーん，どんなのがあるんですか？

Th：ほかのご家族もいろいろです。翌日一日テレビをつけないとか，朝食抜きとか，コーヒーなしっていうのもあったし……。

母：お父さん，一日たばこをやめるのっていいんじゃないの？

父：えっ，たばこ止める……。

Th：お母さんもたばこ吸われるんですか？

母：いいえ。でも，娘も止めればいいって言ってますし……。

Th：誰かお一人の人だけへの罰ゲームじゃなくって，みなさんにとって罰になるようなものです。それと，罰がある方がいいかもしれないっていうのもだめです。たとえば，菜穂子さんがダイエットしたいなあって考えているなら，食事を抜くのもだめです。おわかりですか？

娘：じゃあ，お茶ぬきにしようよ。

母：エッ，お茶を抜くの？

父：そりゃきついなあ，家に帰ってのお茶一杯って……。

娘：だって，私も抜かなきゃならないのよ，水はおいしくないし，ジュースじゃ甘ったるいから，ほんとはお茶がいいんだけど……。

父：よしわかった，お茶にしよう。

母：お父さん，いいんですか？

父：菜穂子が良くなるためだったら，お茶くらいなんだ。なにより，菜穂子ががんばれるようにすれば，こんな罰ゲームはいらないんだから。

母：そうですね。菜穂子もしんどい思いしているんだし，お茶くらいなんてことないいですわね。

Th：決まりましたか？

父：はい。朝定時に起きることと，散歩に出かけること。それができなければ，家族で翌日お茶を抜くことにします。

Th：お母さんも，菜穂子さんも，それでいいですか？

母と娘：はい。

Th：結構です。じゃあ，来週にその結果を聞かせてください。

父：わかりました。この３つの条件をとにかくやればいいんですね。

Th：はい，結果を教えてください。では。

翌日から，菜穂子さんは毎日学校へ出かける時間である7時に起きてきたそうです。その上，夕食の後には，毎日買い物がてら，近くのコンビニまで散歩に出かけていきました。最初は恥ずかしがっていた菜穂子さんも，数日のうちに「虫退治」は嫌いではなくなってきて，何となくおもしろおかしくやっていました。ただ，彼女の声は，お父さんの声ほどあまり大きな声ではありませんが，だんだん元気に声が出始めました。

　面接が終わって数日は，菜穂子さんの体調もあまり芳しくありませんでしたが，だんだんと朝から体調が悪くなることが少なくなっていきました。それに元気も出てきて，2回目の面接の時には，昼間に暇なので，勉強まではじめているとのことでした。

　Th：それで，今回もこんな話をしたから，明日から虫が抵抗したり，ちょっと良くなったからといって大反撃を狙っていたりします。その反撃をまともに受けてしまったとしても，それでもどこか「虫」に抵抗できるところを決めておいていただきたいんです。今の菜穂子さんにできることから考えてね。
　父：菜穂子，朝は起きていたけど，ほかにできそうなのは何だ？
　娘：もうだいたいのことはできると思うけど，体調も良くなってきたし。
　父：でも，それで油断すると「虫」にまたやられちゃうってことだから，ここで気を引き締めないと……。
　母：あなた，菜穂子もがんばっているんですから……。
　Th：そうそう，お父さんのおっしゃるとおり。お母さん，ちょっとお父さんに任しておきましょうよ。
　母：はい，そうですね。
　父：（娘に向かって）とりあえず，朝起きること，散歩に行くこと，勉強すること，そして，少しお母さんのお手伝いでもすればどうだ。
　娘：えっ，お手伝いって……。
　父：できることでいいじゃないか。片づけを手伝うとか，掃除をするとか，洗濯物を取り入れるとか……。
　母：おとうさん，洗濯物は今でも取り入れてくれています。
　Th：そうなんですか？　でも，もしかすると「虫」が反撃してきますよ，心してかからないと。

父：そうそう，菜穂子，できることからはじめればいいんだから。

　こんな一見何気ない平和そうなやりとりが続いていますが，こんな何気ないことに死ぬほど気を使っているのが，治療者Hの特徴です。そこには，ほとんど意識されていないような，何気ないことが山のように転がっています。単純にいうならば，この家族の中で初回に起こっていた何気ないやりとりのパターンに働きかけているのですが，果たしておわかりいただけたでしょうか。

　その後，菜穂子さんは翌々週から再度登校をはじめたそうです。どうしてか，それは「元気になったと自分で思えたから」と彼女が語っています。そこにはいろいろな変化があったのでしょうが，それ以上に「自分が元気になったこと」が重要だったようです。ご両親も彼女のその決断に驚きながらも，頼もしくなった娘を自慢げに思いはじめています。果たしていったいなにが起こったと考えているのでしょうか。

Ⅳ 理論的な面からの記述――認識と着想，そして理論化へ

Ⅳ-1　既製服，オーダーメイド，フリーサイズ

　さて，ここまで治療者Hの治療的アプローチの変遷過程を読んでこられて，いったい共通点は何だったとお思いでしょうか。ある意味ではすべて同様の「発想」や「着想」が根本にあるようです。その発想・着想の共通点についていくつか述べることからはじめたいと思います。

　従来から，どのような心理療法であっても治療者―患者関係というものについては，様々な相互作用の特徴が記述されてきました。治療者のムンテラがとか，クライエント中心であることとか，転移・逆転移などという高尚な言葉も，その一部だと考えられます。しかし，どのような治療関係であったとしても，そこには必然的に主導権の取り合いという見方もできるものだと思われます。そして，先の事例のすべてにおいて共通していることは，この主導権を治療者ががっちり握っているということです。

第3章　治療者Hの変遷

　主導権などというと，何だかある種の権力的な意味だと誤解されてしまいかねませんが，主導権とは，治療の流れを構成するためのものです。ただし，この主導権は，不必要な治療者側からの働きかけを含むものであってはなりません。極論すれば，治療者の勝手にできてしまいかねない危険性も含んでいるわけですから，常に治療者としての倫理的な視点での拘束を自らに科しておく必要があります。

　社会的な意味での治療というサービスにおいては，その責任性を究極のところで議論したとすれば，すべては治療者の問題として扱われるべきだといえます。心理療法が社会的なサービスであるということは，ここ数年の間に「カウンセリング」という言葉が巷に溢れ，そのサービスが社会的に知られるものとなってきています。当然，そのような治療の場においては，サービスを受ける側が他の選択肢を持っているとすれば，自分にとって最も適切と思われるようなサービスを選択すればいいのですが，常にそのような視点を持つことも困難ならば，そのように情報を正確につかむことも難しいのが実状です。

　そうした社会的な状況設定を考慮するならば，すべての治療がつつがなく来談者の要請通りに進むことが望ましいのですが，そうはいかないのが心理療法の特徴でもあります。これは単に治療者としての技量や技術といったものではなく，望まれていないままであっては与えることができない種類のサービスだからです。また，来談者が望むものなら何でも可能といったものでもありません。そんなことが可能ならば，私自身が即座に「有能な何でも対応のできる治療者」になるための治療を受けるに違いありません。人として当然の範疇の希望である「より負担なく，より生きやすくなること」程度の援助しか提供できません。

　治療者として行えることは，ある種の対人的な技術の提供と考えても良いと思います。今よりも少しでもよい状態で，生きやすくなりたいと思うことは，多くの人にとって空気のようなものかもしれませんが，様々な苦悩や葛藤，苦しみや悲しみなどとともに生きねばならないことが続くとすれば，誰もが「何とかならないだろうか」と考え，そして心理療法家のドアを叩くことになるの

です。そこは，ある面での技術によって彼らの可能性を広げるために，様々な方法が駆使されるべき場所です。そのことを表すある話をここに記しておきたいと思います。

エリクソニアン財団の大御所であるゼイク（Zeig, J.）氏が2度目の来日をされ，ワークショップでテーラリング（tailoring），オーダーメイド（order-made）といった言葉によって，治療の基本的な考え方について話しておられたことがあります。テーラリングやオーダーメイドは，多くの人を対象とした一般的な架空のモノを対象としているのではなく，その人個人にとって最もぴったりしたモノであることが重要な要素となります。

しかし，よくよく考えてみれば，一般的な心理療法はすべてオーダーメイドであるべきです。いまさらと思うのはおかしいのかもしれませんが，治療者Hの心理療法はそのもうひとつ上のレベルにあると思います。

初心者（ある立場の心理療法をはじめるという意味において）であれば，その方法の大筋の治療構造を把握し，基本的な技術の利用のポイントを理解しようとします。この段階では，面前の患者さんの特徴を積極的に利用するのではなく，むしろ消極的な意味であわせているという程度の考慮だといえます。いわば，マニュアルに準じている段階です。この基本となるのが既製服です。

そして，その治療方法の筋道が見えれば，やっと面前の患者さん用にその技術を使いこなすことになります。いわば，やっと「オーダーメイドの治療」が成立しはじめます。多くの心理療法家はこの段階で満足してしまいがちです。しかし，究極になると，面前の患者さんの特徴を積極的に利用すべき部分と，治療者の技術によって彼らにとって不要とされているような特徴を消去しつつ，彼らの本来持っている特徴を積極的に引き出しながら利用するという方法に至るようです。これをして「究極のフリーサイズ」とここでは述べておきますが，「究極のフリーサイズ治療」は，すごく難しいものです。来談するほとんどの患者さんたちに通用するような治療パターンを包括していることが必要でしょうし，そんな普遍性に富んだ心理療法は聞いたことがありません。

オーダーメイドの服は，左右の袖の長さをその人の手の長さそのものに合わ

せるため，微調整が前提として成り立っています。しかし，「究極のオーソドックス」は，このようにオーダーメイドはできるにもかかわらず，あえて着心地の良さという微調整の必要性のあるポイントだけ使っていると言えるのかもしれません。

　治療者Hの心理療法は，気遣いの細かさのレベルでも「究極」です。普通の心理療法家のような目の細かさではありませんが，基本的な考え方はオーダーメイドであり，かつ既製服にもなっています。既製服というものは，ある程度の体型にオールマイティで受け入れられる形でないといけません。いわば，95％の確率でほとんどの幅の中に入ります。しかし，基本的といってもワンパターンではありません。基本的な形の全体像があって，それにはA寸もあれば，Y寸も，AB寸もあるといったものです。けれども，LL寸のビックサイズとか，特別に腕の長い人が着られるものではありません。

　発想が異なりますが，全てのケースをオーダーメイドするということは，実はすごく簡単なことです。一枚ずつ仕立てていたら，すごく疲れるし，効率も悪くなります。笑うにしても，その人なりのコミュニケーションの形式があり，「にこっ」と笑うことを喜ぶ人もいれば，「けらけら」と笑うことを喜ぶ人もいます。それを個々に合わせるようにオーダーメイドするとすれば，治療者にとってたいへんな苦痛だと思うかもしれません。でも，目の前に患者さんという型紙・模範があるのですから，その型紙に合わせて治療をしつらえればいいことになります。治療という場は，患者さんが型紙を持ってきてくれて，「私にぴったりの服を作ってください」と言われているようなものですから，「ハイ，あなたにぴったりのものを作れますよ」ということになります。むしろ，患者さんたちが型紙持ってきたとき「これに合うような服」と注文され，その上でその人のセンスにあったよりぴったりの洋服を「これです」と出し，その人を満足させることは難しいと思います。

　そうした洋服の最たるものが，治療者Hの「究極のフリーサイズ」だと思います。フリーサイズの洋服は，既製服のように決まった形による縛りはありません。だから，誰でも着られますし，それを基本にコーディネイトすることも

不可能ではありません。この治療者の場合，絶対的な満足を与える「フリーサイズ」ですから，患者・家族などの注文主からのクレームは少ないと思います。

Ⅳ-2　発想と着想の発展

　さて，発想における柔軟性は，治療者Hがどのように発展してきたかといういくつかの逐語録の違いからおわかりいただけたものと思います。はっきりしているのは，「虫退治・鳴門の渦潮・スイッチ」などのメタファーの利用が，一朝一夕に近年のはやりの「外在化技法」を真似たものではないということです。むしろ，それらは治療のための一部分的エッセンスであって，よく勘違いされるのは，「虫退治・鳴門の渦潮・スイッチ」などのメタファーだけの意味を考えるからです。[7]

　たとえば，「虫退治・鳴門の渦潮・スイッチ」などのメタファーは，極論するならば，患者さんたちに内在化されていた問題への対処の責任性を排除するため，いわば，問題を何とかしようとしてもどうしようもないという思いに至っている気持ちを軽減させるための比喩にしかすぎません。確かにこの比喩は，個々の患者さんたちが感じている「自分ではどうしようもない思い」というものを軽減し，彼らにかかわっている人たちからの叱責を回避するために絶好の比喩となります。しかし，その比喩自体が治療的な変化のきっかけにこそなっても，変化が起こる唯一の因子ではありません。むしろ，それ以降に行うその状況設定を変えるための伏線でしかないのですから，これだけが唯一の因子だなどと考えてはならないのです。

　また，与えている課題についても，その課題自体が変化の場を規定しているという因子はあっても，どのような場合でも変化が起こるといったものではありません。家族が一定以上ある場面に拘束されれば，そこではいろいろなことが起こることは当然ですが，家族を一定の場面に拘束しておくためには，それなりの説得力のある理由が必要になります。過去においてはその理由が曖昧な

---

[7] 1996年に「東の治療は我々の治療とどう違うのか」といったニュアンスのテーマで，村上雅彦と吉川悟がディスカッションした内容を要約したもの。

ままでしたが，だんだんと説得力が増しています。なにより，他の治療的な話題との関連性が増せば増すだけ，より一層その説得力は必然性のあるものであるかのようにさえ思えるようになります。これは，心理学的なトリックといってもいいかもしれません。しかし，トリックはトリックの種明かしをしたからといって，化けの皮が剝がれてしまうようなものでは意味がなく，むしろ種明かしをすること自体が，新たなトリックとなるという重層構造が必要なのかもしれません。

　様々にトリッキーな話題が提出されますが，それらの話題は専門家である我々にとっても，必然性があるように思えます。そこには，本当の意味での必然性があるのではなく，「治療的な変化のためである」という暗黙の了解がなされた場面であるからこそ効果的なのであって，日常的には同様の「焦点外し」や「直面化」などの方法に類似する示唆を与えることは，少なくないと思います。

　ある場面での治療者Hとの会話の中には，「逆説的アプローチ」に関する話がありました。家族療法という方法論が注目されていたときには，多くの心理療法家がこの逆説的なアプローチの虜となっていたように思います。変化を求めないようにすることが変化を引き起こす方法であるという前提でさえ，何だか哲学的な雰囲気を感じさせるものであり，同時に治療者自身が特別な技術者であるという感覚を持てることも，魅力の一つだったのかもしれません。そんなときにこの治療者は，以下のような感想を述べています。[8]

Th H：逆説的な指示というか，処方ってあるけれども，あの処方って最近使ってる？

Th Y：使ってますよ，あんまり自分が（患者・家族を）上手く乗せきれなくなっているのかもしれないけど，あえて「逆説」っていう感じじゃないけど，結構それっぽいのはあります。

Th H：いやー，そうじゃなくって，いわゆるもろに「逆説」っていうような感じの処方ってあるじゃない。たとえば，手洗いをがんばってやれとか，もっとこだ

---

[8] 1997年に，松江で行われた東豊・吉川悟のワークショップの会場でのプライベートなコミュニケーションの記録から，その一部を抜き出したもの。

われとか，気にすることが足りないからもっと気にしろとか。そんな風なヤツなんやけど……。

Th Y：使ってるときもありますよ，そこまで極端なのは，たまーにですけど。

Th H：そのな，たまーに使ってるような逆説の時やけど，その後どうしてる？

Th Y：どうしてるってどういう意味ですか？

Th H：いやな，たとえばがんばって手洗いしろというやん，それで「わかりました」とか言って帰って，そして，次に来たときには，「がんばろうと思ったけど，できませんでした」とか言ってくるやん。いわゆる，逆説が効いて，症状が軽減したとか言うときやけどさ……。

Th Y：はいはい，わかりますよ。

Th H：そのときな，どうしてる？

Th Y：どうしてるって，基本的には怒らなあかんってことですか？

Th H：そうそう，その怒らなあかんってヤツやん。

Th Y：まあ，怒るっていうか。いわゆる，ヘイリーなんかが中心でしたけど，昔のMRIなんかもそうでしたが，論理的に「○○しろ！」と治療者が指示したんだから，その指示に従わないのなら，叱るなり，批判するなり，あえていうなら特別な方法としてワンダウンするなり，基本的には治療者―患者関係のあり方を基本とした態度を取れって書いてありますよ。でも，最近わかったのは，日本人向けには怒るのはよくないと思いますよ。というより，怒るとその後が大変だし，なんというか，困惑したみたいな，こっちが戸惑っているっていうか，驚いてしまっているというか，そんな感じで対応しないと意味ないなあとは思ってますけど……。

Th H：そうそう，その時のこと。ほんとに怒ったり，叱ったりするのがええのかな？

Th Y：そうですね，怒ったりっていうことはないですけど，でも最低限，困惑して驚いてるっていう感じですかね……。

Th H：そうか，やっぱりそうするか……。

Th Y：なんでですか？

Th H：あのな，最近ワシ思うんやけど，患者さん自身はちょっとだけかもしれんけど，症状とれてどっかしら喜んでるやん。そんで，家族の人なんかからしたら，そりゃもうすっごい喜んでる場合もあるやん。だって，これまでどうやっても取

れへんかったもんがやで,たった1回訳わからんこと言われて「がんばってみる」って言ってやったら,症状取れてしまうわけやん。そりゃ喜んでるっていうか,驚いてるやん。

Th Y：そりゃそうですわなあ……。

Th H：はずかしいんやけど,最近ワシ,喜んでるねん,家族と一緒に……。

Th Y：先生はそれでいいんと違いますか？

Th H：なんでええねん,ほんまに心の底から「よかったですね」って言えるねん。

Th Y：そりゃそうじゃないですか。だって,本気の逆説じゃないですやん,あんな治療関係の作り方してたら,誰だって「よかったですね」になると思いますわ。

Th H：なんでや,ほんまにそれでいいんか？

Th Y：なんであかんのですか？ それは,逆説出すまでの治療関係のあり方によって,その後どう対処すべきかは変わりますやん。(9)

Th H：それどういうこと？

Th Y：だってね,どう説明すればいいですか？

Th H：どんな風でもいいから,わかるように説明してみて？

Th Y：治療関係が良好やったとしますやん。その良好な関係の中で「逆説」かますわけでしょ？ そこではもうすでにそれが逆説やってばれてますやん,親にも,患者さんにも……。

Th H：そうか,ばれてるのか,なるほどなあ。

Th Y：その上で叱ったりしたら,「なんや,こいつは」という感じになってしまって,不必要に治療関係を混乱させる種になりますやん。そやから,先生みたいな治療の関係の作り方していたら,逆説ってなくなるんちゃいますか？

Th H：なるほどなあ。最近どうも家族が「よくなった,よくなった」って喜んでるときに,「よかったですね」みたいなことは言えるけど,「ちゃんとやれ！」とか,「どうしてそんなことになったん」とか言うのって,なんか恥ずかしい。こっちが「よかったなあ」って思ってるのに,正直やないっていう感じがして……。

Th Y：先生の場合はそれでいいんじゃないですか。

Th H：そうか,それでええんや。

---

(9) Papp, P.: The Greek Chorus and Other Techniques of Paradoxical Therapy. *Family Process*, 19. pp. 45-58. 1980.

Th Y：だって，逆説っていうことの定義を考えてみたら，ヘイリーが言うみたいに「患者さんが治療者の言うことにあえて反発する」というような治療関係の中で使っているんですから，順接で通用する人に対しての逆説的な指示って，基本的には治療者の配慮と同様と違いますか。言い回し的に逆説のような形になっているけど，実際は症状に対する対応の仕方としては，当たり前のことになる場合も少なくないと思いますよ。

　Th H：なるほどなー，自信がついたわ。

　治療のための課題設定が，発想的には逆説からはじまってはいても，その後の治療のあり方によって様々にその意味が変わってきているということは，なかなか自分では気がつかないものだと思います。ここでの会話と同様に，「虫・鳴門の渦潮・スイッチ」などのメタファーも，このような会話の中から，「外在化技法」との違いがはっきりしてきたのではないでしょうか。

Ⅳ-3　面接での触媒としての治療者

　最後に強調しておきたいのは，面接場面での治療者の言動が唯一の治療的な道具であるということです。どの時期の逐語であっても感じられたことでしょうが，常に患者・家族とのやりとりの中に治療者からの働きかけだけでなく，患者・家族の反応によって治療者が突き動かされていると表現すべきような部分が見られます。治療が相互作用であることは当たり前の事実なのですが，この事実はそれほど簡単なものではありません。

　多くの治療者は，直接的に言葉によって患者・家族に影響を与えようとする傾向が強いのですが，この逐語に登場している治療者は，直接的に言葉によって影響しようとするより，間接的に言葉を利用しています。いわば，相互作用によって起こる変化を想定した上で，言葉によって相互作用が起こりやすいようにしているだけといってもよいかもしれません。

　たとえば，子どもの相談に来ているご両親に向かって，「子どものことにつ

---

(10)　Haley, J.: *Strategies of Psychotherapy*. Grune & Stratton. 1963.（高石昇訳：戦略的心理療法―ミルトン・エリクソン心理療法のエッセンス―，黎明書房，1986。）

いて話し合いなさい」と示唆するのが直接的なやり方です。少し間接的になると、「お父さんは子どもに対してどう考えているの……お母さんはどう考えているの……お父さんはお母さんの意見についてどう考えているの……お母さんはこのお父さんの考えについてどう考えているの……」といったように、直接的な対話ではなく、治療者がその対話に介在しながら、話の内容を深めるという手段を取るかもしれません。もっと間接的になると、子どものことについて父親が何かのコメントをしたときに、「なるほど、それはご両親から見てそう思っておられるんですか」と視線で母親を見るということだけで、母親から父親の話の内容についての意見を引き出すことができます。

　このように、治療者からの働きかけ方が間接的になればなるだけ、そこで行われている対話は、より自然な日常的な会話に近づき、それを観察している者にとってみれば、まるで「患者・家族が自然に変化を促進している」かのように思えてしまうかもしれません。しかし、そこには細かな言葉の使い方や細かな相互作用を設定するための意図的なコメント、なによりその場で起こっている出来事を余すことなく観察し続けている治療者の観察力が要求されています。

　次章では、この治療者の面接の逐語を用いて、このことについてより明確にわかるようにしていきます。それは、逐語録から見える表面的なことではなく、そこに隠されている「治療者がなにをどう観察し、どう働きかけようとしているか」をわかりやすく説明していくことで、「治療者が相互作用に働きかける」という実体が明らかになると思います。

第4章
どんなことに意識を向けているのか
——治療者Hの治療という行為や治療者についての散文から——

　治療者が治療の場において何に意識が向いているのか，何を問題と感じ，何を気にしているのか，それは治療の進展に大きな影を落とす材料となります。家族であろうが，患者さんだけであろうが，そこには常に治療者の意識の向き所があって，それが治療の進め方や治療者自身の態度にも大きく影響を及ぼしています。ここでは治療者Hの場合を取り上げ，折々に書かれた文章を基に，その時期の治療者自身が何をどう考えることを良しとしているか，それを探りながら臨床のスタイルの変遷について考えてみることとします。

I　コントロールに意識が向いていると

　まず，以下の文章を注目して読んでみて下さい。ここに書かれているのは，この治療者がまだまだ治療システムでの主導権を握ることに意識を向けている初期段階の短文です。治療システムの主導権とは，いわゆる「場を仕切る」ということになりますが，その仕切り方は「場を仕切っている」と感じさせるものでは効果はありません。ここでいうところの「治療の主導権」というのは，まさに治療システムでの細かな動きでさえ自由に扱いきれることです。大事なことは，「扱える」ということであって，何かを「させる」ということではありません。ただ，咳やくしゃみなどの生理的反応を除外し，意識的な動きをすべてコントロール下に置くことを意図していることがよくわかると思います。

第4章 どんなことに意識を向けているのか

私の理想とする心理療法

　心理療法は，治療者が患者や家族や関係者などと溶け込み，治療的影響力を持てる立場を築くことが第一歩である。昔，アメリカ出身の指揮者バーンスタインが初めてウィーンフィルの定期演奏会に登場したとき，「この音楽はあなたがたのものです。私にふりかたを教えてください」と一発かまして，気位の高いオーケストラの心を一瞬にしてつかんだエピソードは忘れ難いものである（当時のヨーロッパではアメリカ出身の指揮者はよそものだった）。

　指揮者といえば，面接室では治療者は指揮者であると思う。場を統率し，束ね，創造する能力が必要である。しかし，この指揮者は隅々の奏者の能力（音色や音質など）に注文を付けることはできず，また，テンポについても，指揮者があらかじめ決めることができない。ただし，奏者をみて，アダージョでもマーチでも振れるし，ルフトパウゼを入れることも，アッチェレランドをかけることもできる。そのような観察力と機動力が命である。そして，大切なことは，全責任は指揮者にあることを自覚していることである。成功は奏者に原因帰属させ，失敗は指揮者に原因帰属させる，そういった配慮を含む全責任をいうのである。

　治療は相手の枠組みとパターンへの関与であると思う。枠組みとパターンを変化させようとする。広く「リフレイミング」とか「パターン変えの指示」などと呼ばれている技術を使う。そのためには，まず一旦は相手の枠組みとパターンに侵入しなければならない。変化のための騙しである。黒沢映画「用心棒」の世界である。

　言い替えれば，治療が成功するコツは「相手の土俵に乗ること」につきる。相手の土俵に乗るためには，相手を受け入れる能力が必要である。相手の価値観や行動や感情や症状までも受け入れることである。受け入れられるということは，それを有効利用できるということである。もちろん治療的資源として相手のために使うのである。相手に溶け込むためにも，相手に変化を与えるためにも，これが一番の省エネ，近道だ。しかし，実はこれが一番難しい。その証拠に，これが上手だと「名人芸」などと言われるのである。[1]

　さて，印象はいかがでしょうか。クラシック好きの人にとっては，思わず「なるほど」とため息が出てしまうほどのよくわかる描写だと思います。ここ

---

[1] 1995年に，山口で行った本書作成のための最初のディスカッションの前に，東豊・吉川悟・村上雅彦が提出した「自分の心理療法の特徴について」という文章から，東豊の部分のみをそのまま引用。

で述べているキーワードは,「治療者が患者や家族や関係者などと溶け込み,治療的影響力を持てる立場を築くこと」という言葉に集約されています。システムズアプローチでは,この「溶け込む」ということをジョイニング(joining) と呼んでいます。このジョイニングが適切にできるかどうか,これが治療の分かれ目であるということを強調しています。また,「治療的影響力を持てる」ということは,治療者が治療システムでの影響力を行使できるかどうかであり,それはジョイニングによって決定されることを物語っています。

ジョイニングが大切なことは,システムズアプローチを聞き齧ったことのある方であれば,言わずもがなのことだと思います。しかし,その影響力が,その後の「治療的影響力を持てること」と関連していることをどのレベルで理解しているのか,関連性については周知であったとしても,その関連性の深さについてはあまり知られていなかったり,単純なことだとして誤解されていることも少なくありません。

この時期の治療者Hにとっては,ジョイニングがすべてであったといっても過言ではありませんでした。様々なところでも行われていたワークショップでは,「何がなくともジョイニング」という標語のように,治療関係の形成に関心が向いていたものと思われます。どう患者・家族のルールに則った行動をするのか,患者・家族の癖や興味をどのように引き出すのか,それらは何ものにも代え難い重要事項だったようです。

この時期の論文には,ジョイニングについての具体例が山のように乗っていますが,そこでこの治療者は,この時期のことについてこう述べています。

> 今やっていること(システムズアプローチ)を説明しようとしたら,要するに,いろいろな患者さんや家族が来談して,その人たちとまず仲良くなろうとする。ジョイニング。そして,やる気が出るようにせなあかん。その人たちが病気なり症状をどう捉えてはるか,誰がどう捉えてはるかとか,そのあたりのことをちゃんと押さえさせてもらおうとする。それで,その中にその人たちのやってはることとか,ちょっとでも変わりやすいテーマ探して,それやってもらおうという治療だと説明している。

第4章 どんなことに意識を向けているのか

　もっと詳細に説明するならば，具体的に起こっていることを説明するようにしている。起こっていることといっても，システムやない。お父ちゃんがこう言った，お母ちゃんがこう言った，というのは言わない。そんなこと言うのは，初級の時だけ。むしろ，面接の場で起こっていることを，どうひっくり返すかということばっかりを説明する。物凄く強調するのは，治療者である自分が恐がりやから，患者・家族をコントロールするということ。言葉悪いけど，いかに患者・家族を自分が牛耳るか，その場を仕切るか。それも，暖かい雰囲気の中でという条件で。基本は，相手に許しの気持ちを持って，いかにリーダーシップを握るか。これが絶対。仲良うなって，リーダーシップ握って，その中で，相手の認識なり，行動パターンつかんで，それで，相手の受け入れてくれそうな課題探して，それで，これやっとけば，こう変わるやろという計算をたてて，コントロールする。

　ただし，これはわかってる人に説明するだけ。こういう説明は，わかってる人にしか説明できない。家族療法といわれてるようなものとは，結局根本的に違うと思う。例えば，家族の関係みたいな話とか，夫婦の仲がどうとか，母子分離がどうとかと，全然違うレベルの話。そんなことには全然触れないから，家族療法を意識している人にとっては，「なんやこれ？」っていう風になる。やってることの意味がわからんということになる。俺に取ってみれば，当たり前の話を言っている。しかし，多くの人たちは，「そんなことわかってるがな」っていうことがほとんどになっている。そして，「わかった上で，次の話がしたい」って言うけれど，俺にとってそこが全てであって，次の話も前の話もない。そこが全て，一から十までそこにある訳であって，彼らにとって，当たり前のことというけど，その当たり前のことが一つも出来てないことがほとんど。でも，その「当たり前のこと」が出来ていると思っている。[2]

　これはある会話で治療者Hが語った内容ですが，端的にこの時期の治療者Hが何をどう考えているのかを知るためには，最もわかりやすい部分です。誤解が生まれないようにしておかなければならないのですが，ここで言うコントロールとは，「治療者の責任性の問題」です。これまでの臨床の多くを開業臨床で行ってきた治療者Hにとってみれば，治療に来談する患者・家族は「お客

---

[2] 1995年に，山口で行った本書作成のための最初のディスカッションの中で，「治療について最も大事なことは何か，それをどのように教えると良いか」についての対話から，その一部だけを引用。

様」であって,「患者」ではあり得ないのです。したがって,「お客様」に対して失礼があってはならない,それも,その人の人生を左右するような一大事なわけですから,とんでもなく慎重になってしまいます。したがって,「恐がり」でありながらも,大胆にコントロールし尽くすという,一見相反する命題を自分に科しているのだと考えられます。

　また,この「当たり前のこと」と言い切っていることは,それほどこれまでの多くの臨床では「当たり前のこと」ではなかったと思われます。確かに様々な臨床系の書籍や大学・研修会などの中では,聞き飽きるほど耳にしてきたことばかりかもしれません。しかし,それが「わかっている」ことと,それが「できるように努力している」こととの間には,雲泥の差があります。例えば,「治療者が患者・家族に笑顔を投げかける」ということ1つを取り上げても,鏡の前でその笑顔が不快に取られないかどうか,果たしてどれほどの人が練習しているのでしょうか。たぶん,「これが自分の笑い顔だから,もしも相手が不快に感じるというのならば,それは相手が勘違いしているのだから,相手が考えを正せばいいんだ」などと考えているかどうかはともかく,それさえも意識することもないことがほとんどです。果たしてこれが「お客様」を出迎えるに当たっての心構えといえるか,答えは言わずもがなではないでしょうか。

II　枠組みに目が向いていると

　さて,ある程度念仏のようにジョイニング,ジョイニングといっている間に,治療者Hにとっての要点は徐々に変わっていったようです。先の説明にあったように,治療の中で「何が起こっているか」を知ること,これがシステムズアプローチの基本なのですが,その基本に忠実になればなるほど,これまで考えられていたような治療とは異なる様相が見え隠れしはじめます。それは,これまでの治療のような一定の治療プロセスが全く存在しないまま,まるで治療場面で生起するコミュニケーションが魔法のようにどんどん移り変わっていくという様です。

第4章 どんなことに意識を向けているのか

　「魔法のように」といっても信じられないことかもしれませんが，日常に戻って考えれば，もっと柔軟に考えられるのかもしれません。人は，人との対話によって勇気づけられたり，傷ついたり，やる気になったり，がっかりして絶望したり，様々に変化することもある存在です。それに関わっているのは，ほんの少しの対話であったり，特定の個人であったり，ある状況であったりします。それが大きな影響を与えるのは，その人との関係が重要なものであったり，対話の内容がたいへん意味のあることであったり，これまでにないような魅力的な自分として振る舞えていたことの経験だったりします。

　これと同様の影響力を治療システムで演出することができないかと言えば，それはすべてが治療者の態度にかかっているといっても過言ではありません。何をどう話し，それによって起こっているわずかな変化をどう扱うのか，変化は瞬間で起こりはしますが，それが客観的に観察できるようになるためには，その変化が繰り返し起こることが不可欠であり，患者・家族がその変化を意識できるようになるためには，それにも倍した変化の体験を繰り返すことが必要なのかもしれません。

簡単で難しい，「懇ろ療法」とは

　家族であれば，父親・母親・本人が来談する。その中で家族療法的に「均等な距離」を取るというか，いわゆるジョイニングして全体に合わせていくという方法は，これはこれで治療を進めるに当たって楽な方法である。確かに楽ではあるが，家族全員を捕まえなくても，その中の誰か一人を捕まえる。母親なら母親，本人なら本人だけをつかまえて，いわゆる「こってりとした関係」を作って，そこから全体を動かしていくという方法が好みになっている。最近やっている家族には，「こってりとした関係」を作っている場合が多い。

　家族が全員で来る，仮に，父親・母親・本人が来る。その家族のなかで，それなりにジョイニングはするけれども，彼らとあれこれしゃべりながら，結局その中の誰かと，懇ろな関係になろうと考える。従来の枠組みの中で言えば，「巻き込まれ」っていうことになるかもしれないが，家族の中の一部だけ「懇ろな関係」になる。意識してやっている限りは，「巻き込まれ」じゃない。

　これまでのやり方であれば，母親なら母親を捕まえて，たまには家族のルールに

合わせて父親にも接近する。基本的には，父親と母親と本人と，それぞれに治療的にジョイニングしておく（つながっておこうとする）。相手によってそれが可能かどうかは様子は見るが，最近は，母親が娘を連れてきても，父親を呼ぶっていう元気がなくなった。父親が最初から来るケースならば，家族一緒にやるけれども，父親を呼んでこいっていうのは，必要があればそれを治療の条件にするけれど，まずなくなってしまった。何か情報収集のためにとか，関係を均等にしなければならないとかの目的で呼ぶことはあっても，必ずという風には思えない。参加者が多いほうが動かしやすいっていうのはあるけれど，均等っていうか，全部面接で動かしていくのなら，それは一つの楽ではある。

　しかし，家族全員と来ている時と本人だけの時と，どっちが楽かっていうことになる。一人でそのままやってくことの楽さと，多いメンバーでやってくことの楽さと，来ない人まで呼び出すという苦労に基づいて楽をするのか。どっちも楽だとおもうけど，「どっちでもええ」になってしまっている。こっちはきついな，こっちは絶対嫌っていうのはない。

　最初に一人でやったケースは，一人暮らしのばあさん。誰を呼んでいいかもわからないし，こらもうアウトやなと思ったからだと思う。結局一人のままやった。次にやったのは，目の前でどんどん人格が変っていく，4重人格。最初，家族集めたんだけど，そのお母さんの兄弟まで来られて，大々的な拡大家族療法だった。しかし，3・4回で症状スパッと取ったあとで，個人療法をやっている，その子と懇ろになって。毎週，毎週，懇ろな面接やっている。当初は，精神症状あるから，そんなに懇ろになんかなれなかったけど，それがなくなったら，普通に「懇ろ療法」。後は家族まで呼ばない。だから，短期療法なんてあんまりない。そういう意味では，最近の治療は結構長い，半年でも，1年でもつきあっている。

　最初に症状を取っているんだから，短期療法だといえばそうかもしれないが，ある子は，最初別の症状をかかえていた。胃腸の症状で，IBS（Irritable Bowel Syndrome）。その治療中に，ある時から4重人格になってしまって，治療に回されてきた。でも，治ったから，元の治療者のところへ返そうとしたけど，その子も家族も離れてくれない。しかたがないと思ったから，懇ろにつきあっている。ある意味では，離れるための儀式，昔に比べりゃ丁寧に儀式をしているということじゃないかと思う。

　ただ，症状を持ったままとか，関係が悪いままというのはありえない。症状持っ

たまま，それも非常にパワフルな症状で，周りを振り回すようなものなら，絶対に嫌だ。家族は振り回されても構わないが，治療者も振り回されながら，そんな状況で治療を続けるなんて，死んでも嫌になる。それなら，治療の場では症状出すなみたいなところまででも持っていかないと気がすまない。治療者の前で示す症状行動であれ，コミュニケーションであれ，全部無効化したくなる。例えば，散々症状を強化してやって，ここでは一切合切逆えないっていう枠組みを作って，その上で懇ろになる。「懇ろ療法」はおもしろい。

　今の治療は，人から見たら「なんや，これは？」って，不思議になると思う。ある病院で，40歳くらいの離婚してる女性のケースで，うつ状態だったけれどうつ病じゃなくて，もともとパニック症状があって，不安も相当に強かった。その人に新しい彼氏が出来て，その新しい彼氏との関係について，セクシャルな問題があるということになった。彼氏にどうしてあげたらsexで満足させられるかということをまじめにレクチャーする。どんな風にしてどんなsexをしたらいいか，男のsexの問題とか，それについて彼女がどう振る舞えばいいかとか，そういうことを1時間の間にワアワアしゃべっているだけになる。それは，彼女との間で「懇ろな関係」を作っているからできる。こんなプライベートな困っていることについては医者に言わないが，いろいろなことを話してくれる。その女性のケースは，「懇ろな関係」に持ち込んで，こんなどうでもいいような話ばっかりを続けていたけれど，治ってしまった。

　今の自分にとっては，治療で「相手をコントロールすること」は，一つの大きな要素である。それに加えて，コントロールしながらその人と，どれほどフランクな関係をつくるかが重要になる。少なくとも，家族なら家族に対しての病理的な見方，症状や問題の原因探し，個人の性格の問題，生い立ちの問題等々，一切扱わない。なにかの問題に悩んでいること，そんなことを問題にすること自体を，まるで馬鹿にしているかのように扱えるようにする。「あほか，おまえは？」と，あほかって言える関係を作るまでにどう持ち込むかが重要である。他にも，「小さい時からこんな育ち方をしてまして……」と言うのを「あほか，おまえは？」って言える関係。今の夫婦関係が問題でこんな症状が生じたって言っていても，「ぼけか，おのれは？」って，それが言える関係。

　治療者がどんどんフランクになって，治療者がフランクになればなるほど，相手もフランクになる。いわば，常に本音のことを伝えあっているというような状態。

よそ行きの時の話し方とか，いかにも役割的な立ち居振る舞いとか，普通のカウンセリングでいう，治療場面用の態度とか言動は，全然ピンとこない。それが，ジョイニングやっているのかと聞かれたら，はたと困る。
　でも，現実的には面接のほとんどを費やして，その関係をつくるための材料を集めて，そして即座にできる限り使っている。何がなくとも，そこまでの関係に持ち込むことが大変。大変だけれども，それをパッパッパと短時間につくってしまおうと考える。「懇ろな関係」を作ることが無理だと思うのは，自分とどうおり合いをつけるかにかかっていると思える。要するに，何でも思ったことをフランクに言わせてもらえる関係性を作ること，それが「懇ろ療法」である。[3]

　さて，ご感想はいかがでしょう。果たしてこんなものが心理療法の一部といえるのかというご意見やら，これぞ心理療法の神髄と諸手を打たれた方まで，様々ではないかと思います。心理療法であっても，社会活動の一部分である限りは，やはりサービスの一貫であることには変わりがありません。むしろ，そのサービスの一貫としての考え方を追求していけば，その局地にあるのがこの「懇ろになる」という馬鹿げた表現の治療関係ではないでしょうか。
　しかし，この「懇ろになる」という関係は，そうそうやすやすと作られるものではありません。むしろ，道ばた心理療法であれば可能でしょう。しかし，大学病院などの権威に守られた治療室の中では，このような対話をすること自体にも意味が生まれてしまい，それが少なからず効果を倍増していると皮肉った見方をすることもできるかもしれません。とはいっても，基本となるのは，治療者が自分の受ける印象よりも相手が受けているであろう印象を常に把握していることが重要です。いわば，本当に相手の枠組みに乗っているかどうかということが重要な要素となっています。この「相手の枠組みに乗る」という表現は，あまり一般的な表現ではないかもしれません。より嚙み砕いて述べるならば，そこには「まず相手ありき」ということになります。
　治療という場において，この「まず相手ありき」というのは当然のこととし

---

(3) 1995年に，山口で行った本書作成のための最初のディスカッションの中で，「最新の治療について，なにをどのようにしているのか」についての対話から，その一部だけを引用。

て理解されています。治療者—患者関係において、患者の存在をないがしろにした議論は存在しません。患者の存在だけではなく、患者の発言も重要な要素であり、もっと厳密に述べるならば、患者の使っているそれぞれの言葉の指し示す範囲を把握しておくことも、重要な因子となるかもしれません。しかし、これらを実際にできるかどうかということになれば、結果的にまず「治療者ありき」や「治療ありき」になってしまっていることがほとんどです。意図的でなかったとしても、「わかったつもりになってしまうこと」は少なからず起こりがちなミスであり、最も治療者として多いのは、「無自覚にわかったつもり」になってしまうことなのではないでしょうか。

「懇ろ」という言葉の響きは、なんだか特別な親密さを含むニュアンスになっています。その「特別な親密さ」を作れるようになることこそが、実際の治療者—患者関係の中の重要な要素だといっても過言ではありません。わざわざジョイニングという言葉を用いることもなく、日常的に見られる雰囲気や関係を意図して作り上げることは、それほど容易なことではありません。しかし、治療者Hはそこまでになるまでを、まるで意識しないままにやっているかのように思えます。それぞれの心理療法の権威者がある程度の臨床実績を積んだ後に見せる姿がこのような「無手勝流の極意」とでも表現できるようなものなのかもしれませんが、これでは多くの心理療法家は、何を学ぶべきかを困惑させられたままとなってしまいます。ただ、このような「人を煙に巻くこと」さえ、極意の一部だと考えることもできるのです。

懇ろ療法のまとめ

面接をしている段階で、治療関係について治療者が「これでいい」と思って安心してしまうのは、最悪だと思う。しかし、意識して治療関係の善し悪しについてチェックはしていない。何が起こっていたかということを思い出すことはあっても、どこでギクシャクしたのかとかは、一切意識しない。

最近は、ジョイニングという感覚自体がない。この辺でこれを聞いてみようかなあ、というような感覚はなくって、自動的な反応でふっと言ってしまっている。確かに、知らないうちに、それを言ってもよいだろうなあというチェックをどっかで

してはいるけれど，意識してはいない。治療がだんだんうまくなるに従ってそういった意識はしなくなるけれども，同時にそれが安全か危険かといった感覚はどんどん磨かれていく。大丈夫か，大丈夫でないかという線が，磨かれれば磨かれるだけ，治療者は意識しないでチェックを繰り返しているという行為になっているから，「どうしてそれがわかるのか」と尋ねられても，説明できなくなる。だから，「ジョイニングはどこまでしたらいいんですか」とか，「どこらへんで判断したらいいんですか」と尋ねられても，そんなことは説明ができない。ただ意識はしてはいないが，皮膚感覚みたいなものでチェックはしている。

　でも，簡単なチェック方法はある。要するに，初心者の場合は，ジョイニングの技術なり考え方をまず学習した上で，「どこで完成したのか」ではなくて，面接しているときに，患者・家族に対して自分が否定的な感情があるかどうか，それでいいと思う。それで，否定的な感情が患者・家族に対してなくなっているときというのは，多分ジョイニングがうまくいっている。否定的っていうのは，懐疑的という意味を含むもので，その家族のことがよくわからない，どうしてこうなったのかよくわからない，といったものを含む。自分の観察している範疇で，どうも思ったとおりのコントロールができないとか，治療に必要な話の流れが作れないとか，違和感がある。それはうまくいってないことの象徴だと思う。違和感がなくて，患者・家族に対して，好意的とまではいかなくても，否定的に見ることはないこと。何より話をしていてこっちが楽にふるまえたり，しゃべっていて楽だなあという感じがあれば，もうどんどんフランクになれる。

　これがチェックポイントであって，「ジョイニングのテクニック使ったかなあ」，「トラッキングやったかなあ」，「これもやった，あれもやった，よしっ」ていう感じではない。治療場面でいろいろなことをしているけれども，何か「しっくりいってない」，「おかしい」という感じとか，治療者が相手のことを「悪い」，「難儀やなあ」と感じる時は，上手くいっていないと思う。少し難しいのは，「かわいそう」と感じてしまうとき。「この人ってかわいそう」，「このお母ちゃんかわいそう」ということは，基本的には良くない。「かわいそう」というのは難しい表現で，ある程度どんな場合にでもおこる感情だと思う。

　難儀な家族やなあと思ってしまう家族はある。メチャクチャやなあ，えらい目にあっているなあという気はするけれど，それは程度問題。治療者があんまり「かわいそうやな〜」と思ってしまったら，治療者の方がしんどくなってしまう。ごそっ

第4章　どんなことに意識を向けているのか

と背負い込む感じだとか，泥をかぶるみたいな感じになってしまう。治療者が楽になれないと意味がない。相手がそれなりに日常生活ができていて，治療者が楽だという状況が，一つの指標になる。その状況になれば，何を聞こうが，何を言おうが，小さなことでは押したり引いたりあるけれど，一つの目印になると思う。自分の面接を振り返れば，そうやっていると思う。

　初対面の患者や家族に，最初おとなしそうに気を使いながらしゃべっているけれど，面接の途中からズバズバ言いだしたりする。そのターニングポイントは何かといえば，治療者が楽になったとき，それしかないと思う。オーケストラじゃないけど，波長が合ってきて，治療者も患者・家族に対して変な考えとかもないし，患者・家族もそういう感じがあって，笑いがあったりいろんな感情があって，それから遠慮なくズバズバ言いだすと思う。逆に引っ掛かっているからといってズバズバ言いだすのはない。それは，経験的に言って早すぎることが多いし，やってみたが失敗している。[(3)]

　さて，果たして「このような治療関係が形成できれば，どんな事例であっても変化が起こるのか」と尋ねられれば，治療者Hであれば以下のように答えると思います。それは，「答えは Yes，実際は No」と。

　「懇ろになる」ということが強調されてはいますが，大事なことを見逃してはなりません。相互作用は，懇ろになることで容易に扱いやすくなる部分が生まれるということです。その容易に扱いやすくなることとは，「患者さんの枠組みの堅さ」ではないかと思います。

　我々が日常生活で，「何気ない会話」をしているときと，「重要な会話」をしているときとでは，その緊張感が違うだけではなく，自分の発言に関する集中の仕方が大きく異なっていることを思い出してみて下さい。何気ない雰囲気で話しているときには，どうでもいいような話をしていながらでも，その中にいろいろな新しい自分の意思を述べているような部分があったり，ある何気ないコメントによって自分の考えが理解できたりすることがあると思います。これは，特別になにかをしているような状態ではなく，対話によって自分の枠組みを再確認するという作業をしているのですが，この時には具体的な下位のレベルの枠組みや起こった出来事そのものについて話しているため，それらの集合

のさせ方が容易に変化してしまうのです。しかし，緊張感のある重要な会話では，話している自分の基礎となる考えを常に参照しながら話し続けるため，枠組み同士の関連性や集まり方にはほとんど変化は起こらないままとなります。

「懇ろな関係」というのは，この枠組みの関連性や集まり方が自由に再設定される状態であることを指し示しているように思われます。なぜなら，フランクになればなるほど，その中で交わされる会話により一層元の枠組みを参照しないその場だけの話が発生する可能性が高いと思われます。いわば，「懇ろ療法」最大のポイントは，患者・家族の持っている枠組み変更をより容易にするための，戦略的な関係の作り方なのだと考えることができます。

III 治療の展開に目が向いていると

さて，治療者Hは，その後いろいろな言葉で自分の面接のあり方についてのコメントを続けています。そこでは，基本的な姿勢が変わっているかのような誤解を招きかねない雰囲気も，なきにしもあらずですが，やはり基本的な姿勢はこれまでの延長線でしかありません。いわば，姿形は変われども，その本質は変わらずという様相です。

しかし，ここで一枚の皮を脱ぎ捨てることに成功もしています。その皮とは，「家族療法」という名称の皮だったように思われます。原語が family therapy であるため，直訳すれば「家族療法」となるこの言葉には，誤解の種がいっぱい含まれていたといってもよいかもしれません。それを「システムズアプローチ」と置き換えたところで，その誤解は相変わらずついて回りますが，まだその誤解は小さなものです。「家族療法」であれば，基本的な治療構造に着目して，「集団療法ですか」などという誤解を多くのマスターとよばれるような心理療法家がしていたのですから，この皮を脱ぎ捨ててしまうことには大きな意義があったように思われます。

しかし，この時期に家族療法の皮を脱ぐための方法は，少なくとも3つはあったはずです。1つは，行動療法という過去の栄光を盾にすることであり，

2つは，ソリューション・フォーカスド・アプローチという隠れ蓑であり，残りの1つが，ここで取り上げる「虫退治」という名前で有名になった「外在化技法」を真似ることだと思われます。この中でこの治療者が3番目の方法を用いたことには，その時に彼の周りに「外在化」という言葉の代わりに，「三項構造化」という定義を用いた存在がいたからかもしれません。加えて，個人の中の人格を使い分けるという「深町療法」が近くにあったからかもしれません。[5]

ただ，ここで治療者Hの名誉のためにはっきりしておきたいのは，彼は独自の方法である「虫退治」を「外在化」とは呼んでおらず，「ナラティヴ・セラピー」という名称も使っていないということです。彼が治療の説明用語として得意げに使っていたのは，「ソリューション・トーク」という独自の言葉であったことを忘れてはなりません。このソリューション・トークは，ソリューション・フォーカスド・アプローチの関係者や，ブリーフ・セラピー関係の著名人が好んで使ってながらも，統一された定義がありません。したがって，新たな視点を提供するものであるという意味では，ソリューション・トークという言葉は有益ではありました。ただ，できることならば，その後「虫退治」が外在化技法と類似していたため，誤解をそのままにしておいたことに関しては，直接治療者Hが明示すべきであったと考えます。したがって，以下の文章においても，「虫退治」と「外在化」は，別の認識論にあるものだということを強調しておきたいと思います。

私の心理療法

私の心理療法について，覚書程度にまとめてみたいと思います。

その要点は以下のとおりです。

1. 症状（や問題）を持って，それを取り除きたいと考えている人を中心とします。
2. 症状の除去を目標とします。
3. 症状が生じた原因については関心を持ちません。

---

(4) 深町建：続摂食異常症の治療，金剛出版，1989。
(5) 安田弘之：心身症への新しいアプローチ—"深町療法"の実際—，日本評論社，1993。

4. 症状が持続しているパターンに関心を持ちます。
5. 症状に振り回されている第3者がいる場合，その人達にも会うことが多くなります（たとえば家族）。
6. 介入の仕方は，症状の持続しているパターンを崩すことです。そのパターンは個人の所有物ですが，家族などの関係者に協力してもらうことで，パターン崩しが容易になることを経験します。
7. 面接のポイントは，相手に溶け込むこと，相手に希望を持ってもらうこと，相手に受け入れられる形で指示を出すこと，相手の示した良い変化を見逃さないこと，そのような面接のベースにユーモアとプラス思考を大切にしていることです。

【症状持続の個人的パターン】

ずいぶん荒っぽい考え方かもしれませんが，私は多くの患者さんは「強迫的思考」をベースにして症状を持続していると考えています。

普通だったら，ちょっと気になってもすぐに忘れたり，他のことに夢中になれたりするのに，ある状態では，「そのこと」に取りつかれたようになってしまうわけです。その，ある状態を引き起こすものを，深町先生は「悪い自分」と呼びました。[4]

それは身体状態へのとらわれ（たとえば「心臓が止まってしまうのではないか」という恐怖）や，精神状態へのとらわれ（たとえば「気が狂うのではないか」という恐怖）として出現したり，対人関係へのとらわれ（たとえば「見捨てられるのではないか」という恐怖）や，仕事・学業へのとらわれ（たとえば「自分には能力がないのではないか」という恐怖），はたまた自責・他責へのとらわれ（たとえば「自分がこうなったのは私の性格に問題がある」「自分がこうなったのは家庭環境に問題がある」）などとして出現します。

「悪い自分」は，このような脅しやそそのかしを患者さんに吹き込み，患者さんはそれにとらわれ，頭全体をグワングワンと鳴らすのです。そして，そのことが身体症状を誘発したり，症状（問題）行動につながったり，それらを一層強めたりするのです。

多くの患者さんは，この「悪い自分」から解放されることによって，本来の自分を取り戻し，「普通」になっていくと，深町先生は考えました。

私もこの考え方には，特別な共感を覚えます。私は長い間，「患者の症状持続のパターン」を変えるのが自分の治療の本領であると考えていましたし，そのために

は家族の協力も得てきました。しかしながら，実際にそのパターンが変わって症状が取れたとき，患者さん自身には一体何が起きているのか，同僚に対して自信をもって説明することができませんでした。その不全感を一掃してくれたのが，近年出会った，この「悪い自分」というキーワードだったのです。

　治療がうまくいった患者さん，つまり「悪い自分」から解放された患者さんは，しばしば状態の悪いときを振り返って，「どうしてあの時はあんな風に考えていたのか，今はとても不思議な気持ちです」とか，「あの時のことをうまく思い出せません。まるで他人のことのようです」などと語ってくれることが多いようです。一方，自分の人格が変わったからとか，家族関係が変わったからとかは，治療者がその答えを期待していないかぎり，なかなか言わないものです。実際のところ，私は個人の人格や家族関係などはそれほど簡単に変わるものではないと思いますし，それ以上に，そのようなことはほとんどの症状に関連しているものではないと考えています。

【私の個人療法】

　「悪い自分」をそのまま治療的キーワードとして用いることもしますが，私が好んで用いるのは「虫」，「スイッチ」，「憑き物」，「条件反応」などのキーワードを用いて，患者さんが自分の状態を客体化してみられるきっかけを与えることと，それらから自由になることを治療の重要課題であるとの枠組みを形成すること，これが私の個人療法のもっとも省エネルギー的方法です。

　もちろん，出会いの最初は話しを聞いてあげ，つらい気持ちに共感します。そして，その症状が良くなることの希望を持たせます。そこで，複数回の治療継続の約束をします。そこまでできれば，早速，説話に入ります。それは，「患者の症状は，患者の生い立ちや性格や，現在の家族関係などの環境とは無関係であること」をその患者さんに応じた言葉で温かく説明することです。そのようなことは始めから考えていない患者さんはともかく，少しでもその種の不安や心当りを持っていたり，場合によってはあちらこちらでその種の指摘を受けてきた（責められてきた）患者さんは，最初は驚いたり俄かには信じなかったりしますが，やがて多くは安堵の表情を浮かべます。中には，この説明だけで泣き出す人もいます。

　もちろん中には，何が何でも自分の症状と家族関係や生い立ちとを関連づけないと気が済まない人もいますので，最初はその枠組みに乗ってあげないと，治療そのものが存続しなくなる場合もありますが……（しかし，これは少数派です）。

ここまでくると，次に，「虫」「スイッチ」「憑き物」「条件反応」「悪い自分」などのキーワードを患者さんの中に入れていく作業に入ります。キーワードは患者さんの受け入れやすそうなものなら何でもよいと考えています。
　大事なことは，それを入れるタイミングです。何より，それらのキーワードが患者さんの内部に実感としてしっくり収まることが大切であって，それが知的理解だけで留まったり，逆に治療者に責められたかのような印象を与えてはなんにもなりません。
　入れ方のタイミングは大きく分けると二つです。
　一つは，患者さんが治療者の目前で比較的冷静なときです。たとえば，「症状の始まるときは，カクカクシカジカのように何かに取り憑かれたようになりませんか？」「カクカクシカジカと耳許で虫が騒ぐような感じがありませんか？」「カクカクシカジカと悪い自分が脅してくるのでしょ？」「突然，頭の中でスイッチが入ったみたいになるんでしょ？」などなど，患者さんの実感に沿いながら，症状出現時の状態を振り返ります。
　もう一つは，患者さんが治療者の目前で泣いたりすねたりごねたりしたときです。たとえば，「今，カクカクシカジカと虫が騒いでいるのでしょ？」「今，カクカクシカジカにはまるスイッチが入ったね」などと。
　うまく入ったときは患者さんの反応でわかります。「そう，そんな感じです！」と膝を乗り出してくれれば文句無し。少なくとも，そのキーワードを使っての会話が持続するなら，ほぼうまくいったと考えていいでしょう（反論された場合，ほとんどペケです）。
　これらのキーワードがうまく入れば，後はそれを治療経過中ずーっと使用し続けます。それらから患者さんがいかにうまく自由になれるか，それらをいかにうまくコントロールできるようになるか，そうしたことが治療の命題となり，そのための工夫・方法が，患者さん自身や治療者の考案により編み出されていくわけです。
　そして，そのような工夫の中から，患者さんが示す良い変化を治療者は取り上げ，患者さんを勇気づけていくようにします。
　原則として，以後，これの繰り返しとなるわけです。

【私の家族療法】
　患者さんが「悪い自分」（「虫」であっても「憑き物」であっても）にそそのかされている状態が持続するとき，理由はどうあれ，それを放置あるいは強化する第三

者がいます。その内，一番の存在は患者さんの家族です。

　患者さんが「悪い自分」にそそのかされて，ある状態を持続しているとき，家族はしばしばそれに付き合ってしまいます。「悪い自分」に取り憑かれている患者さんと議論をしたり，あるいはその言いなりになったりして，患者さんの「悪い自分」をかえって強化してしまうことがあるのです。

　私は，そのように患者さんの「悪い自分」に振り回されている家族の存在を知ると，彼等と会いたくなります。その時，治療は家族療法という形式に至るわけです。

　目的は，少なくとも患者さんの「悪い自分」に家族が振り回されて，それを強化することのないようにすること。できれば，家族の力を利用して，患者さんの「悪い自分」の出現をブロックする資源とすることです（もちろんこの時，患者さん自身に「悪い自分」のキーワードがしっくり入っていることが望まれます）。

　罷り間違っても，患者さんの症状の理由を家族関係に関連づけて，「家族関係を改善する」ようなことを目的とした家族療法は行うつもりはありません。

　私が家族と会うときも，個人療法のときと，することはそれ程変わりません。すなわち，家族の話をよく聞き，そのつらさに共感します。そして，問題解決に希望を持ってもらえるよう配慮し，複数回の治療を約束します。その上で，患者さんの症状がその生い立ちや性格，あるいは家族関係に無関係であることを，慎重に説いていきます。多くの場合，家族は患者さんの症状に対して自責的であることが多く，その話を聞いても驚いたりにわかには信じなかったりしますが，やがて安堵の表情を浮かべます。泣き出す人もかなりの割合でいます。

　その後，「悪い自分」「虫」「憑き物」「スイッチ」などの枠組みに導入します。

　そして，患者さんがそれから自由になるために家族ができることについて，家族と一緒に考えていきます。必要に応じて，私の方から指示を出します。それは時に常識はずれな課題となることもあります。

　あるケースでは，「悪い自分」に取り憑かれて手洗いばかりしている夫に対し，それまでは「悪い自分」に付き合わされ，手がきれいになったことを確認させられていた妻が，治療者の指示により，夫が「悪い自分」に取り憑かれたときは，夫の隣で演歌を歌うという新しい行動を行い，その結果，夫が「悪い自分」のそそのかしから離れ，短時間で我に返ることができたということがありました。

　あるケースでは，母親に「スイッチ」が入り，何度も何度も同じことを繰り返して言うとき，それと付き合って，いつも口論をしていた娘が，治療者の指示により，

母親の「スイッチ」が入ったときは，テープレコーダーのスイッチを入れるという新しい行動を行い，その結果，母親の「スイッチ」が切れ，短時間で我に返ることができるようになったということがありました。

子どもが「虫」に取り憑かれて，不登校状態になっていたケース。それまでは「子どもの自主性を大切に」との思いから「虫」の言いなりになっていた両親が，子どもが「虫」に負けそうになったときは，両親が24時間のテレビ禁止令を宣告し，子どもが「虫」と戦うことの勇気を与えました。

家族にとって大切なことは，患者さんの「悪い自分」に振り回されずに，それをきちっと見極め，患者さんがそれを断ち切るために何か役に立つことを行うことです。

私の家族療法は，その指導を中心としたものであって，その方法は実に多彩なものですから，ここですべてを紹介しきれません。しかし，患者さん個人の力で「悪い自分」から自由になれる可能性があるときは，わざわざ家族を呼ぶ必要はないと思います。また，家族が患者さんの良くなることにまったく無関心であるなら，その場合も家族をわざわざ呼ぶこともないでしょう。いつも，基本は個人療法であるべきだと思います。

つけたし

程度は様々であれ，不登校，摂食障害，心身症，不安や強迫性が顕著な障害などが，私の接することの多い問題だと思いますが，そのほとんどに，今まで述べた考え方で対処しています。これだけで，けっこう患者さんや家族に喜んでもらえる機会は多いし，臨床心理士として飯も食えます。

どうすれば，まず自分が楽できて，患者さんや家族が楽できるのか，そんなことばかり追求していたら，今のような治療スタイルを取るようになっていました。

もちろん，私のやり方が臨床心理士としてベストであるとは考えていません。私は「患者が困っている症状（問題）を短期間で効率的に取り除くこと」にしか関心がないからです。私は，強迫的な手洗いに困っている患者さんの精神分析をする能力はまったくないけれど，その患者さんが「悪い自分」にとりつかれて手洗いを始めたときに，その家族に花火を上げさせるくらいのことは説得できる能力を持っていると思っています。

さて，少し批判的な立場から話をはじめてみようと思います。治療者Hの導

入している「虫，スイッチ，憑き物，条件反応」などのキーワードを使った治療は，基本的にはサボリだと思います。治療者Hの能力のすべて使っているのではなくて，最も省エネするための治療方法でしかないように思えます。治療者Hが本気になって全力投球した頃の治療からみれば，今の治療というのは，ほとんどが力を抜いていて，まれに目一杯の全力投球をしなければならないときがあるそうですが，その時は，「あっ，懐かしいな，昔が……」と思いながら，ワクワクしながらやっているにちがいありません。

　しかし，省エネのさぼりによる治療についてであったとしても，それを真似ようとしても絶対にできないと思います。ソリューション・トークという言葉によって説明される場合もありますが，全部のケースにこんな対応をするというのは，かなり無理があると思います。そのギャップを埋めるために，細かなところでは気づかれないようにしながら，小さな努力をいっぱいしています。でも，それはあまり表に出てこないことなので，前述の説明のように「簡単に説明すれば……」こうなると思いますが，こんなものが実体であるはずはありません。いわゆる，「外在化技法」として挙げられてる技法を流用しているにしても，大きなおまけがついています。

　この種の治療方法の「ツボ」や「こつ」は，抽象的な表現ですが，患者・家族を「ほっとさせる」ことだと思います。患者・家族が「虫」などという枠組みを受け入れた時に「ほっとできる」ようしていることが重要です。患者・家族が「ほっとする」ような一瞬を作るということは，それはそれでたいへんなことであり，それでも「ほっとする」という一瞬が生み出される効果は大きいのです。たとえば，症状行動の原因が「虫である」と言われれば，ある種の問題への責任を破棄できることになりますし，同時にすごいユーモラスな雰囲気もできることになります。その上，患者・家族の中には変な感じの「ほっとした」ような気持ちが生まれるものなのです。

　ただし，患者・家族が確実に「ほっとする」ところまで，治療の文脈（対話をしているときの雰囲気）を持っていかないと「虫」を出さないことが大事です。そして，「虫」を出しても違和感のないような「虫」になるように，文脈を十

二分に操作をしてから「虫」を登場させることが重要な要素です。最終的に「虫」を登場させるまでに治療者と患者・家族の相互作用の調整段階があって，最終段階で「虫」を治療者が出すことによって，象徴的に患者・家族を「ほっとさせ」ているのです。言い方を変えるならば，ずっと小さな変化を起こし続けておいて，「虫」という枠組みを用いてその変化の説明を始めるから，患者・家族は「ほっとする」のだと思います。

　言葉の持つ意味としての特徴を使うこと，つまり，文脈を介さない意味の「虫」では意味がありません。治療者Hの「虫」には，そこに介在している複数の人たちの，同じようで違った「虫」があります。それは，それぞれにとっての意味に対応できるような文脈が様々に設けられているからです。辞書にある意味としての「虫」ではなく，「虫」という言葉の効果は，それぞれの文脈によって作られるものなのです。

　極論するならば，昔の治療者Hの面接での枠組みの提示の仕方とは，逆の手続きだと思います。昔は，象徴的な「ことば」を入れてから文脈を作るという作業順序が多かったのですが，今は文脈を作ってから「ことば」を入れるという順序に変わっています。その文脈を構成する部分が露骨でないため，真似ようとしてもそうそう猿真似はできないことになります。

　「ことば」の積み重ねによって文脈を変えるのではなく，「虫」というのは，象徴として「病気」「症状」といった「ことば」の意味を変えているのではなく，文脈が変わっていることをわかりやすくするための象徴として「虫」を登場させているのです。ホワイト（White, M.）らの行っている「外在化技法」は，「虫」という外在化するべき対象物を明示してから，その象徴化したものに応じて文脈を変えるという手続きを踏んでいます。これに対して治療者Hの方法は，「文脈を変える」ということが，治療本来の目的であって，外在化技法とは全く異なるものなのです。

　深町先生の「いい自分，悪い自分」は，いきなり「あなたにも悪い自分と良い自分と2つがあるでしょう？」というふうに，対比的な「自分」という「ことば」を先に出すという方法です。これは，治療的な文脈を抜きにしています。

受け取る患者さんたちは，その「ことば」を聞いただけでは，「えっ？」という感じになってしまいます。したがって，患者・家族と治療者との間で「良い自分，悪い自分」という枠組みが共有できるようにする過程が適切に行われなければ，治療的な文脈が作れないことになりかねません。

　昔，治療者Hが戦略的に「象徴的なことば」を持ち込んで戦略的に治療をやっていたことと，今，「ことば」を持ち込む時までにやっている文脈作りの戦略の違いは，表と裏がひっくり返っているような状態だと考えてもよいと思います。象徴的にいうならば，昔は目に見える形のものから変えていって，結果的には目に見えないものを変えることになっていたが，今は目に見えないものばかりを変えようとしているため，観察している側がよほど注意深く観察していないと治療者Hが何を意図しているかがわからないのです。

Ⅳ　ある程度して達観したような立場であると

　さて，このようにある程度心理療法のどの方法論にも属さないような治療方法を確立した（？）かのように見える治療者Hは，ある会合で以下のようなことについて話し始めました。それは，どうすれば治療者として効果的な治療方法を習得できるのかについてのコメントになっていました。

> 家族療法がある種の心理臨床家から敬遠される理由を考えた場合，もちろん全ての心理療法家が家族療法を敬遠しているとは思えません。敬遠していないだろうと思うのは，純粋な若手の臨床家と，いわゆる長老・大家の皆さんです。なぜかというと，純粋な若い人はまだ自分の臨床能力に自信もないし迷いもあり，とにかくいろいろなものを吸収したいという気持ちから，家族療法を勉強しようという気になりやすいと思われますし，最初から敬遠する，これといった理由もないからです。また，長老・大家といわれる人は，心理療法を統合しようとか，心理療法のエッセンスをまとめようというお気持ちがあったり，あるいは豊かな経験の分だけ大変包容力が大きいので家族療法を敬遠しようというふうになりにくいのではないかと思われます。

では，どういう人が家族療法を敬遠するかと考えてみますと，一つは不純な若手です。不純な若手とは，自分にはまだ臨床能力がないにもかかわらず，自分の指導者が，何かの理由で家族療法が嫌いだというために，その調子合わせで，家族療法を批判する人のことです。逆に，私のお弟子さんの中に，私が，家族療法以外の治療法を批評しているときに，私に愛想を振るつもりか何か知りませんが，「そーですよね，あの治療法なんか……」などと私と一緒になって悪口を言うバカがいますけれども。まあそういうバカはここでは対象外としましょう。

　ここで私が一つ尊重しなければならないと思うのは，心理臨床家の中で家族療法以外の治療を専門としている実力者が，家族療法を敬遠している場合です。実は，私は実力者が家族療法を敬遠されることは，大変好ましいことではないかと考えています。というのは，私の知っている範囲では，他の流派で実力のある人たちほど，家族療法に決して迎合しようとしません。妙に家族療法を理解しようとされる人ほど，大変失礼ながら，だいたい力不足であると，そんな印象すら持っています。これはどういうことかといいますと，自分がどんな流派の治療をしていようが，それが精神分析的なものであれ，行動療法的なものであれ，家族療法的なものであれ，治療成績や能力に一番影響するのは自分のやっていることへの信念ではないかと考えるわけです。私は，自分が行っている治療で患者さんを治せるんだという信念を治療者が持っていることは大変大事なことだと考えます。いろいろな治療法が世の中にあるわけですが，あれもこれもといろいろ気になっているとなかなかその信念が持てなくなるのかもしれません。

　私自身のことをいえば，18年前，行動療法を始めたわけですが，その時「行動療法でだいたいの患者さんは治せる」という妄想をもって治療に取り組んで，治療の成績は結構良かったのです。ところが，ある時，認知療法というものに出会って，これはおもしろそうだということで妙に首を突っ込み出して，一時行動療法がうまくいかなくなりました。スランプです。ところが，やがて認知療法をマスターして，今度は「認知療法だったらだいたいの患者さんは治る」と妙に自信ができました。そして，それをしばらく実践していたのですが，今度は家族療法というものに出会い，やはりまた，認知療法のスランプに陥ったのです。そこで家族療法をしっかりマスターして「家族療法でだいたいのことは何とかなる」「だいたいの問題は自分に任せろ」という自信を持つに至りました。ところが，本当のことをいうと，ここ2，3年若干スランプに陥っていたのです。その原因は何かというと，諸悪の根源

は，ソリューション・フォーカスド・アプローチでした。数年前，ソリューション・フォーカスド・アプローチに出会って何かものすごくおもしろそうな気がして，一生懸命自分の治療に取り入れようと思いました。その結果自分の家族療法が大変下手になってしまったのです。福岡にも原口先生，磯貝先生といった，ソリューション・フオーカスド・アプローチの非常に優れて実力のある先生がおられるので，その先生方とディスカッションしながら，ソリューション・フォーカスド・アプローチをマスターしたいと考えたんですが，難しくて自分にはできない。ものすごく良い治療法に違いないと評価はするんですが，私にはどうにもわからない。それでもう，「評価はするけど理解はしない」ということで開き直ってしまいました。そうすると，誠に不思議なことに再び家族療法がとても上手になった。スランプから脱出できたわけです。まぁ，そういった経験があるわけです。

　ですから，臨床家が何か一つの治療法を行う時には「それでうまくいくのだ」という信念をもっていることが臨床成績を高めることに貢献するのではないかと私は思っています。治療者はドンドン思い上がったら良いと思います。自分の臨床の方法論，これだというものを見つければ，「それでもう何でも来い，それで自分は治すんだ」という思い上がりを持ったら良いと思います。それに対してまた，その治療法を無価値化しようとしたり，「万能感を持ったらいかん」等とお節介を言う人がでてくるでしょうが，それに惑わされずに，着々と自分の行っていることに自信と信念を持って取り組んで欲しいのです。

　よく議論になりがちなテーマのひとつですが，どの治療法が効果的であるかという比較はほとんど意味がないのではないかとさえ思います。むしろ，信念を持った治療者と信念を持っていない治療者の治療成績の比較をするのはおもしろいかもしれません。そういう意味で家族療法を専門としない治療者が，仮に家族療法を批判しようが，誤解しようが，それはその人たちが実践している治療に自信を持っている証拠であると考えるわけですから，そういう人たちをつかまえて「家族療法をきちんと理解しなさい」などと議論することは，かえってその人たちをスランプに陥れようとすることではないでしょうか。その場合，理解などしてもらわない方がよいのではないでしょうか。

　ただ，純粋な若手の人には誤解のないように教えて，きちんとした理解を促してあげないといけないと思います。

　繰り返しになりますが，実力のある他の流派の中堅どころに対しては，家族療法

を理解してもらおうなどという努力をしないことこそが大きな視野に立って治療的であり，結果としてその人たちの治療成績を一層上げることになるのだと私は考えています。

　私は家族療法が誤解されているのかどうかよくは知りませんが，誤解されているというのは，あくまでこちらの立場で思うことであって，向こうの立場では誤解ではなく正解なのですから，それを誤解であるなどとその人たちに指摘すること自体お節介なことだと考えるわけです。

　そういう意味で，もしも心理臨床家が，「他派の臨床能力のある人」と限定するなら，その人達が家族療法を敬遠する理由はその人たちのアイデンティティや，治療スタイルなどを一層高めていくため一つの策動なのであろうと，まぁそういうふうに考え，私はそれはそれで良いではないかと思っている次第であります。[6]

　さて，なかなか面白い指摘の連続です。どうすれば治療としてより適切なサービスを行うことができるのか，これは多くの専門家にとって重要な関心事であることには違いありません。そして，それがわかれば努力のし甲斐もあるというものですが，そうそう難しいことではなさそうです。それは，「何でもいいからある心理療法に数年間浸かりきってしまうことだ」ということです。ここで取り上げているのは，家族療法についての話題ですが，治療者Hが薦めるのは，「何でもいい」そうです。

　しかし，その「何でもいい」という意見は，本当の意味で「何でもいい」のかといえば，どうもそうでもなさそうです。より包括的な心理療法であればあるだけ，それ以外の心理療法との垣根を取り払うことができそうです。ただ，「何でもいい」というのは，「ある治療に浸ること」がそれほど容易なことではないということの証明でもあります。徹底的にある立場の心理療法に浸かることは，その心理療法を教える側にとってもたいへんな努力を要することになります。それは，心理療法の世界の特殊な考え方を獲得しようと躍起になるわけですから，そうそう薄っぺらな考え方では不十分です。ただ，近年これを容易にする方法論が生まれています。それが本文にも登場したソリューション・

---

(6) 1997年のある学会のシンポジウム「システムズアプローチは誤解されているか」で，出席できずに急遽代読を依頼したときに作られた原稿。

フォーカスド・アプローチなのです。

ソリューション・フォーカスド・アプローチの最大の功績は，皮肉っぽく聞こえるかもしれませんが，二割であった治療の成功率を，五割に比較的容易にできるようになるという魔法のようなマニュアルがあるからです。しかし，反面「七割の治療を，五割にする」といった事態も容易に起こります。なによりより困難な部分は，結局その治療者が自己研鑽をして自分なりに身につけなければならないことはかわりません。その自己研鑽の方法が「浸かる」という表現になっているのかもしれません。

しかし，こうした自己研鑽というものは，少ない数の臨床例ではできるものではありません。むしろ，一時的であったとしても，相当数の事例，それも多様なケースに遭遇して，短期間で治ったり，全然良くならなかったり，悪くしてしまったりといった様々な治療体験を必要とするのかもしれません。また，別の観点からいえば，少ないケース（それでも数十例）をじっくりとああでもない，こうでもないと考え続けることも必要かもしれません。

最後に，治療者Hがこのコメントを発した後に話したのは，以下のような冗談とも本気ともつかない話でした。それを最後に記しておきたいと思います。

> あのな，そうはいってもそうそう浸かれる人なんかいないよ。だって，今の臨床教育の世界を見てごらんよ，誰が本気で治療者を育てられると思う，そうやろう。でも，ホントに浸かる気になれば，とてもじゃないけど，ただごとじゃすまんわなあ。だって，浸かっているときにはそれしかないっていう感じになるんだから。そんな毎日を1年もできるだけの環境を維持できる人の方が少ないと思うわ。でも，そうしないと良い治療者にはなれんのやけどなあ……。[7]

---

(7) 1998年に，東豊が前年の自分の原稿をしみじみ感心しながら読み終えたときに，ぽろっと口から出た発言。

第5章
治療者Hの面接の逐語録
——それぞれの瞬間におこっていることを，どう把握し，どう働きかけているか——

I 逐語からなにをどう読みとるのか

　以下は，治療者Hのセッションのほぼ全体の逐語録です。面接のいろいろな場面でおこっている出来事の全体ではなく，一部分を切り取って，治療者にとって有益な部分だけを提示するという方法では，最もその事例のわかりやすい部分を切り取ることになってしまいます。しかし，これでは実際の臨床のためにはたしてどの程度役立つかといえば，怪しいものがあります。ここでは，面接の中でなされていた重要なものやどうでもいいような対話がどのような展開を見せていくのか，そしてその展開がどのような形で結果としての変化に結びついていくのか，それらの関連性について理解していただければと思います。

　治療者Hの方法論は，ホワイト（White, M.）らの「外在化技法（externalization）」と呼ばれているものに酷似しています[1]。しかし，その外在化技法の効果以上に，顕著な変化を生み出すことができることにおいても，折り紙つきです。なぜならば，ある立場の技法の持つ効果は，臨床的な援助を要請している人たちにとって字句どおりの「身をもってわかるもの」だからです。

　少し過去に立ち返って考えていただければ，臨床という領域においては，「まず最初に理論ありき」ということはあり得ないことです。「まず臨床あり

---

(1) White, M., Epston, D.: *Narrative Means to Therapeutic Ends*. W. W. Norton, 1990.（小森康永訳：物語としての家族，金剛出版，1992。）

第5章　治療者Hの面接の逐語録

き」というのが現実でしょうし，なによりその臨床の象徴化の過程で生まれるものが「理論」なのですから，治療者と患者・家族との間の息詰まるようなやりとりこそが，最も有益なものなのではないでしょうか。

　本章では，面接の逐語を提示するだけでなく，その逐語をどのように見ると治療の流れがわかりやすいのか，まず，瞬時の判断であったであろう内容が付け加えられています。それぞれがお読みになって，「こんなはずはない」とか，「こんな視点があるのか」といった，独自の視点との対比をしてみられることをお勧めします。それは，臨床において様々な学派や立場があるように，正しい解釈や理解などは存在しないのが現実です。臨床という場に科せられたものとして存在するのは，唯一「有効であったか」「適切と受け止められるような援助であったか」ということであって，「どれが正しいのか」というための解答ではありません。

　また，それぞれの面接ごとに行われているポイントを示し，その解説を加えました。この臨床的な面での理論的裏付けは，ここからいろいろお考えくだされば結構です。ただし，この面接を行った治療者Hがまさにそのように考えながら治療を進めたという意味の解説ではなく，現実に起こっているやりとりのある区切りの中で見た場合には，このような理論的裏付けがあるのだというものです。したがって，この理論的な面を理解することなく，臨床を行うことは可能です。ただ，内容的に「過激だ」「操作的だ」といった疑問を持たれた場合には，この部分が臨床の意味を理解するために役に立つと思います。なぜならば，この部分の解説の中に常にある治療者の意図は，「早く良くなるために不要な負担をかけない」ということだからです。

　最後に，この事例の臨床に導入されるまでの経過が気になられる方も少なくないと思いますが，それは本章の最後に登場させていただきました。なぜなら，この事例が何気ない事例であるという立場からいろいろお考えいただく方が，より臨床そのものを理解するために役に立つと思われたからです。したがって，片手落ちな気分のままで内容に入られる方も少なくないかもしれませんが，ご容赦ください。後になれば「なるほど，臨床家にとってのバイアスがこれほど

すごいものなのか」ということがおわかりいただけるものと思います。

II かつゆき君（7歳）の症例記録

　かつゆき君の家族は，彼が学校に行けず，家庭でもいろいろなトラブルメーカーになっていることを主訴として，いろいろなところに相談に行っていました。最終的に相談に行った教育相談所からの紹介で来談しましたが，それまでの経緯では，いろいろな問題点が考えられていました。しかし，治療者はそれらの情報にはあまり耳を貸さず，現実的な家族のあり方を視野に入れて治療を行おうとしていました。

面接記録その① 初回面接

　　本人，両親，祖父母，児相の先生の6名で来談（ただし，面接には家族のみが入室）

Th：どうも，こんにちは。Hと申します。Kさんですね。たくさん来られてるんで，ちょっと家族の方の紹介をしてもらいましょうか。	オーソドックスな切り口で，家族がどのような形で反応するかを様子を見る。これによって家族の動き方がある程度把握できる。
母：この子が本人で，お父さん，おじいちゃん，おばあちゃん，で，私が母親です。	母親が反応したことで，他の家族もそれに反発しないことを確認している。
Th：おじいちゃんとおばあちゃんは，お父さん側の？	母親の主導権を確認する作業。他の家族の進入がないかどうか確認している。
母：はい，そうです。	
Th：そうですか。さて，それでは今みなさんが一番困られてることはなんでしょうか？　どなたからでも結構です。教えていただけますか？	問題についての規定をだれが，どうするかを確認している。
母：朝ぐずって学校行かないことです。	母親が「ぐずって学校に行かない」と規定している。
Th：朝ぐずって学校に行かないのね。	そのままの言葉で共感を示し，話題を広げようとする。
母：はい。	話題が広がらず，治療者の反応を待っている。
Th：他には？（カルテを見て）ここにお腹痛いっていうのも書いてあるけど，これは？	母親以外からの問題の規定を引き出すため，治療者から話題を広げるように示唆している。

母：朝学校行く時間になるとお腹痛いって言うんです。お昼になるとなんにもないみたいなんですけど。
Th：なるほど。朝お腹痛くなるのね。ところで，かつゆき君が学校行かなくなった理由について，考えられてることありますか？

祖母：やっぱり夫婦仲が悪いことや母親が仕事に出たことの2点じゃないかと思うんです。
Th：お母さん，お仕事に？

母：はい，この前から仕事にちょっと出るようになりまして。
Th：そうですか。おじいちゃんはどんなふうに？
祖父：朝起きるのも遅いですし，晩寝るのも遅いですし，怠けとるように思います。

Th：つまり，この子が学校行かないのは，根性がないからと？
祖父：そうです。根性がないからだめなんだと。
Th：お母さんは？
母：私達夫婦の問題や義母と自分の関係なんかだと思います。そういう不満をつい子どもにあたってしまって。特にこの子は長男なので余計にあたってしまってるような感じです。
Th：お父さんは？
父：やっぱりこの子は気が弱いところがありまして，そのせいではないかと思ってますが。
母：仲の良かった友達が転校してしまったこともありますし。
Th：みなさん，それぞれにいろんな考えを持っておられますね。こういう話をよく家族でされるんですか？
母：本人が学校に行かないようになってからよく家族で話し合うようになりました。

やはり母親が反応し，他の家族は入ってこない。

現状についての話題は家族の乗りがよくないため，問題の原因について話題を広げることで，家族内の問題に対する捉え方を把握しようとする。

祖母がこの立場で問題を規定していることが新たに判明する。

あえて母親に話を振ることで，祖母と母親の力関係についての調査をする。

母親は，積極的には否定しない立場を示す。

祖父母間の連合についての調査をする。

祖父は別の立場をこの場で表明できる権限があり，かつ，祖父母間の連合関係については否定できる。

祖父の年代の言葉に置き換え，問題の規定の仕方に挑戦する。

治療者の規定に従う反応。

母親の問題の規定の仕方についての調査。

他の枠組みに組みせず，自分の枠組みでは反応し，やや対立的要素を臭わせながら，かつ自分の対応の問題を再規定している。

夫婦間の連合関係についての調査。

父親独自の「子どもの気の弱さ」という問題の規定を示し，それぞれと対立。

母親が相互作用に積極的に介入し，父親の規定を補足し，子どもを保護するようなコメント。

個々の意思表示を肯定的に評価し，家族内の対立的な要素の発生頻度を調査し，その規定を誰がどうするかを見る。

問題発生後に個々の対立が表面化し，母親が解決の主体者であろうとするが，うまくいかないことを表明。

祖母：それでですね，この子の下に弟と妹がいるんですけど，3人の面倒をね，おじいちゃんが1人でみてるんです。私も仕事に出ますし，お母さんもお父さんも仕事があるのでね。それでこの子達がやんちゃ言ったりするもんですから，おじいちゃんがね，精神的にも辛そうなんですよ。それが心配で。

祖父：何回か学校に引っ張って連れて行こうとしたんですが，お母さんとなら行くと言って，ぐずってかんしゃくおこしたり，お腹が痛いと言ったりしてちっとも行こうとしない。お腹痛いと言えば行かなくてすむと思って，こりゃ悪知恵がついたなぁ，さて困ったぞと思いましてね。私が何を言っても聞かないでやんちゃばかり言って。この子がやんちゃ言うと下の子達も真似して騒ぎだして困っとるところです。

母：なんか学校に行かなくなってから，子どもがえりしているような感じで，べたべたとまわりついてきたり，甘えてくるんです。休むようになったきっかけは，弟が風邪引いて休んでいるのを見て，自分も休むといったことからだったんです。そしたら下の子もお兄ちゃんが休んでるなら僕も休むと言い出して。

Th：そうですか。だいたいのところわかりました。あのですね，これから治療のことについて話したいと思うんですけど，最初にお話ししないといけないことがあるんです。今家族のみなさんからかつゆき君の今の状況をお話してもらったんですけど，ここの治療では，彼の今の状況は家族の関係が悪いとか子育ての仕方がまずかったからこうなったとかいうようには考えないんです。つまり家族の問題，子育ての問題ではないんです。それと，これもみなさんよく言われるんですけど，本人の性格が悪いからだとか怠けてるからだとかでですね，つまり本人の性格の問題でこういうこ

発言による祖母の権威の表明。
祖父と祖母と子どもたちとの関係のあり方の表明。
問題の再定義づけと，その明確化・強調。

祖母自身の現状に対する配慮の焦点のあり方を表明。
発言による祖父の権威の表明。過去の祖父・子ども間の解決努力の相互作用についての報告。

問題の再定義づけとその対応の意味づけとそれぞれの関連性についての枠組みの表明。

IPと他の子どもの関係についての枠組みの表明。それに対しての祖父にとっての問題の定義。

祖父母の発言への反発を示すための内容として，子どもの行動についての意味・枠組み・解釈などの再定義づけ。
問題の発生時期の相互作用の説明。

因果律の逆転による問題の捉え方の困惑の状況説明。
家族からの表面的な情報提供の区切り。「治療の中で行われることについての説明」としてのコンセンサスの導入。

治療者からの家族の中にすでにできあがっていた既成の因果律（家族関係の問題・発達の問題・保護者の対応の問題・本人の性格）の放棄命令と，治療という場でのルールの設定者の明確化。

第5章 治療者Hの面接の逐語録

とになったと。これもそういうことではないんです。さっき，みなさんが学校行かなくなった理由として考えておられたのが，おばあちゃんとお母さんは家族の問題だと，おじいちゃんとお父さんは本人の根性ないところや気の弱いところだと，ちょうどうまい具合に2対2でしたけど，そういうことと今のかつゆき君の状態とは全く関係ないんですよ。なにか質問なり，それは違うとかご意見があれば……

祖母：先生の言われることは分かりますけど，じゃ，私としてはお母さんが働きに出ているのがいけないんじゃと思っていたんですけど，それも関係ないんですね？

Th：はい。もちろん，何の関係もありません。

祖父：お腹痛くなるのも？

Th：はい。それと実際ね，お腹痛いんですよ。嘘をついてるとかずる賢くなったとかではなくて，本当にお腹も痛いんです。

祖父：はぁ。

Th：この2点いいですかね？ お父さんいいですか？

父：はい。

Th：お母さんも？

母：あ，はい。

Th：それではですね，実際に治療の話を進めていきたいと思うのですが，簡単にね，今のかつゆき君の状態を説明したいと思います。あの，余りにも簡単に説明し過ぎてうさん臭いと思われるかもしれませんけど，最後まで聞いてやって下さい。かつゆき君いいかい？ 今かつゆき君の周りにな，ぶーんと虫が飛んでるんや。この虫はな，あるもの探して飛んでるのよ。どこかに体の弱った子おらんかなぁ，気持ちの弱った子おらんかなぁって。でな，見つけたとなると，君のお腹の中にすぅっと入って行くのよ。それで，その虫は

個々の不登校になった原因・理由についての新たな枠組みづけと，その中での新たな連合関係（母親と祖母VS祖父と父親）の示唆。

混乱による枠組みの整理。動機づけ向上のための伏線引き。治療の主導権についての反発を奨励。

主導権の確認のための質問と，治療者への迎合のための様子見の質問。

主導権維持のための発言。
主導権の確認のための質問。
主導権維持のための発言と，問題の部分に対する再定義づけによる問題の明確化。

主導権委譲に関する異議の表明と困惑。
この場の決定権を治療者から父親に移譲する橋渡し。
主導権移譲への反応。
父親のいない場における決定者の指名。
決定者の指名への了解と，動揺。
再度の主導権の明確化。内容的に「状況説明」という話題を使い，治療の場のルール設定への着目。動機づけの更なる向上のための伏線。以後に説明する内容に対する抵抗処方。
問題に対する新しい見方（虫のメタファー）の導入。IPの動機づけの向上。子どもへのジョイニング。
虫のメタファーのリンキング。メタファーとしての虫の擬人化による再リフレイミングと相互作用的影響過程への伏線。

動機づけの更なる向上。

107

君のお腹の中に入ってどんどん大きくなって数を増やしていくんだよ。恐いやろ？　その虫がかつゆき君が学校行こうとするのを邪魔してるわけ。頑張って学校行こうとするとな，そんなに無理せんでええよぉ，お腹痛いから行かれないよぉってささやくわけ。そういう虫が入ってしまってかつゆき君を怠け者のようにさせてしまう。かつゆき君が怠け者やというわけではないよ。虫が怠けてるから，まるでかつゆき君が怠け者になったように見えるの。それでこの虫の名前は「怠け虫」って言うんですけどね。

祖母：じゃあ，この怠け虫とかいうのが，全部やっているんですね？

Th：そうです。かつゆき君がやんちゃ言うのも学校行けないのも，みんな虫の作戦です。虫はみんなが困るのを見るのが大好きなんです。だからみんなが困るようなことをするんです。それで喜んでるわけです。

祖母：虫がねぇ。ふーん。

Th：そうなんですよ。あっお父さん，なんやこの先生，わけわからんこと言ってるとか思ってませんか？　バカにしてんじゃないかなんて思われてませんよね？

父：はい。

Th：良かった。それでですね，これからここでやることはですね，この怠け虫を退治することなんですよ。それがここでの治療です。みなさんでかつゆき君の中にいる虫退治をしてもらいたいんです。

祖母：虫を退治して，かつゆきの中から追い出すんですね？

Th：その通りです。それでですね，今からその虫退治の仕方をお教えしたいと思います。……このまま聞いてたら終いには壺とか売り付けられるんじゃないかとか，心配されてま

擬人化した虫と症状のリンキングの発展形。「痛み」を共有しながら，虫の問題に関わっている領域の設定。登校と虫のリンキング。

虫との共生による虫からIPへの相互作用の断片提示。
虫との共生による人格変容の示唆。
患者の人格そのものへの肯定的評価と，患者の人格と虫との関係性に関してのリフレイミング。

主導権移譲の可能性の再確認。比喩の内容の共有を他に先んじて行い，自分の存在の重み付けを明確化。
祖母の主導権移譲の要請を拒否。再度虫のメタファーによる「虫の意図」の説明とその影響性。

主導権移譲の再要請。
主導権が父親にあることを前提とした話題の導入。治療者への個人的評価についてのユーモアを含めた逆説的な対応。

他の介入がなく，主導権確認への良好な反応。
父親に許可を得たことへのコメント。具体的な課題の説明をすることを明示し，治療者の言動に家族の意識を集中させる。家族が主体的に治療を行うことを要請・示唆する発言。

異議申し立てを含めた，主導権移譲の再要請。

異議について表面的に軽々に対応し，課題の内容を伝達しようとする行為。場の力関係を明確にするため，異議申し立てに対して，再度主導権の明確化のための発言をユーモラスに行う。

第 5 章　治療者 H の面接の逐語録

せんよね？
祖母：それはないです。

Th：大丈夫ですね？　こんなんでも治療に取り組んでもらえます？
祖母：はい，もちろん。やります。

Th：お父さんもいいかな？

父：はい。
Th：はい。それでは説明したいと思います。方法は3つあるんですよ。1つずつ説明していきますね。まず，今日から毎日やってほしいことがあるんです。あの，お母さん画用紙をたくさん買ってきておいてほしいんですけど。
母：画用紙って，普通の？
Th：はい。普通の白い画用紙です。それをたくさん買ってきておいてほしいんです。
母：はい。わかりました。
Th：それでね，昼間のうちにかつゆき君とお母さんとで作っておいてほしいものがあるんです。あ，お母さんがいないときはおばあちゃんとでもいいです。それで，作ってもらうものはこういうものなんですけど。下手くそな絵だけど，かつゆき君これ何かわかる？

本人：えっ，……お母さん？

Th：お母さんかい？？　実は，これは君や。

本人：えっ。

Th：で，ここのところにこうして「なまけ虫」って書いてほしいんです。画用紙1枚に。それを君とお母さんか，おばあちゃんと一緒に作ってほしいんです。色塗ってもいいし，

　異議を取り下げ，治療者の主導権に従う旨を表明。
　再度，主導権移譲の交渉についての確認行為。

　治療者の治療の進め方に対しての明確なルール設定。
　治療者から父親に対しての場の決定権移譲の行為。
　主導権確認への良好な反応。
　具体的な課題の内容についての説明と，その説明の順序立てを示すことで，全体をイメージしやすくさせる行為。
　家族内の母親としての役割機能を再構成することを目的とした母親への課題の依頼。

　内容に対する反応により，役割機能を了解。
　治療の準備をする母親という役割を設定し，解決の一部が容易であることを示す。
　役割機能の了解。
　解決のための関わりのルール設定を明示し，母親と子どもの交流を促進させ，祖母が母親の代理であることを明確にルールに組み込む。課題の内容を具体的にわかるようにするため「絵」を示し，家族内の誤解を減らす。
　課題への子どもの反応を探るため治療の場で課題提示。
　とりあえず治療者に反応し，自分の判断を伝える。
　IPへの肯定的リアクションと，再度の交流の促進。
　治療者の内容に反応し，治療者への関心を深める。
　IPへの着目を放棄し，家族が課題達成の主体者であることを示す。再度の家族内のルールの明示。

109

服描いてもいいし,好きにしていいよ。ただしこの「なまけ虫」っていうのはちゃんと書いてな。
祖母：毎日1枚ずつ？

Th：1枚ずつ。で,これをはさみで切り抜く。ところで,お父さん何時頃にお家に帰ってこられます？
父：日によって違いますけど。
Th：そうですか。お父さんの帰宅が遅いときは仕方ないですけど,原則としてはみなさんで,あのですね,夕ご飯食べ終わった後にですね,この切り抜いたものを,あ,お家に畳の部屋ありますか？
祖母：あります。
Th：畳の部屋にみんなで持って行ってね,この周りにね,お父さん,お母さん,おじいちゃん,おばあちゃん,で,かつゆき君と座ってね,それでお父さんから始めてほしいんですけど,あ,お父さんのいない日はお母さんから始めてくれていいですけど,ちょっと恥ずかしいかもしれませんが,ここはひとつかつゆき君のためにやってもらいたいんです。いつも,かつゆき君のことなんて呼んでます？
父：かつゆき。
Th：はい,じゃあ,いいですか,まん中に置いたこれに向かって「かつゆきの中にいる怠け虫！出ていけ！バーン（叩く）」というのをやってもらいたいんですよ。お父さんから一人ずつ,順番に。慣れるまで恥ずかしいと思いますけど,思いっきりバーンとやってもらいたいんです。あ,まちがってもかつゆき君本人を叩かんで下さいよ。この「怠け虫」ってところを叩く。ところでご近所ひっついてますか？　いやあんまり近いと,隣近所の人からあの家の人,おかしなったわって

課題達成の条件として示す部分についての強調で,「なまけ虫」の意味を強調する。

今度は,課題の主体者として振る舞う可能性を示唆。
内容への反応。課題の主導権を再確認するために,課題の主体者が父親にあることを示す。

質問の内容に対する反応。
再度,課題の内容説明をしながら,父親が課題の主体者であることを示す。
家族の実状に合わせた課題の場の設定を行うための質問。

課題の主体者の主張。
再度,課題の内容説明をしながら,その際の家族内のルール設定を明確に示す。

父親が課題の主体者であることを明確に示し,その代理が母親であって祖母ではないことを明示することで,世代間の境界を明確化する。
ＩＰの問題解決への取り組みの動機づけを高める。
父親のＩＰの呼称を中心とすることで,父親が課題の主体者であることを伝える。
呼称の提示。
再度,課題の内容を行動とともに説明する。

父親が主体者であることを明示し,他がそれに従うことが前提であることを促す。個々の情緒的抵抗が課題を達成しづらくなることを予想し,抵抗処方する。
場の緊張が高くなりすぎないように,ユーモアによって課題自体の意味性を明確にする。
課題の内容の伝達によっておこった場の不要な緊張を回避することで,面接のメリハリをつ

第5章　治療者Hの面接の逐語録

言われたりしたらいかんからね。
all：（笑い）

Th：それで，これを3周してもらいたいんです。だから，5人で3回やから計15回やね。もうこの紙ぼろぼろになるね。そしたら，この紙をみんなで庭に，あ，お庭ありますか？

祖母：はい。
Th：じゃ，お庭にみんなで持って行って，この紙燃やして下さい。それで灰になったものを地面に穴掘って埋めて下さい。いいですか？　ここまでのところを，今日から毎日していただきたいんです。
祖母：わかりました。今日からやっていったらいいんですね。あの，この子の弟にも一緒にやらさせていいでしょうか？
Th：弟さんも？

祖母：もう，このくらいのことは分かってできる歳ですし。お兄ちゃんの中にいる虫を一緒に退治させれば，弟の中にもいる虫が出ていきますよね？
Th：あぁ，それはけっこうですね。一緒に戦ってあげて下さい。
祖母：そうなるとやっぱり弟の分も別に作ってやった方がいいんでしょうかね？

Th：うーん，あの多分別にやらんでもいいと思います。この虫ね，確かに兄弟にうつって入っていくこともあるんですよ。でもね，どちらか一人の虫退治を始めると，もう一方の虫もね，なんだかやばくなってきたぞと思って出て行くんですね，一緒になって。だから，かつゆき君の虫退治を一緒にやっていったらいいと思います。それでも，まだ駄目だとい

ける。
　課題の重要性から離れ，一時的に弛緩がおこる。
　再度，課題の内容を伝達し，場の緊張を高める。
　課題を行うことによっておこる状況を明示することで，課題として行う内容我より明確にされる。再び，状況にあった課題設定のための質問。
　主体者の権限の主張，返答。
　最終的な課題の終結の仕方についての説明。

　この内容をどの程度の頻度で行うかを示し，それぞれの課題に対する動機づけを確認。
　課題の内容レベルの了解を示し，主体者の役割をとり続ける。課題の内容変更に関してのコメントをし，主導権の混乱を生み出す質問。
　祖母の出方の意味を探り，弟をどう組み込むか考慮。
　祖母の中での弟の位置づけの明示。
　祖母の視点から見た「虫」の持つ意味性を明示しており，この課題の中での弟の位置づけが見える。
　弟を課題に組み込むことを主体的に許可する発言。
　課題の内容に対しての心配を示し，動機づけは明確であるが，治療者に主導権の移譲を示唆する発言。
　明確に課題の内容の関連性を示すことで，治療者の主導権を再確認させ，課題への動機づけのみを高める意味づけを説明。

　明確に再度課題の内容を明示。
　弟に関する情報不足を補うため，祖母に対し

III

うときには，弟さんはまた別にお会いしましょう。
祖母：それなら，一緒にやらせたらいいんですね？　わかりました。
Th：いいですか？　それでは，次2番目の方法なんですが，今話したように虫退治を毎日することによって，だんだん虫が弱くなってきて，逃げて行くんですよ。えらいことになったってね。でも，目に見えて虫が減っているのがわからないと，本当に減ってるのかいなと心配になりますよね。だからね，虫退治の効果がどれだけあったかということを知る目印が欲しいんですよ。そこで目標を決めてもらいたいんです。これができたら虫が減っているなと分かるようにするためにね。かつゆき君，いいか，これはできるだけ君に決めてもらわないかんことや。今のかつゆき君より一歩だけ，ほんの一歩だけ前進したと思える目標。もし怠け虫が出ていったら，こんなことできるようになるんじゃないかなというやつ。本当に小さなことでいいんだよ。例えば朝8時に起きていたのを，7時30分に起きるようにするとかね。わかる？
本人：うーん……。

祖母：かっちゃん，目標だって。わかる？　おばあちゃんは，お母さんに甘えないようにすることがいいと思うよ。やんちゃいわないとか……。
祖父：かつ，わがまま言わないようにすることにしなさい。な，わがまま言わないでなんでもハイって返事するようにするとか。
Th：おじいちゃん，おばあちゃん，これはかつゆき君自身に決めてもらうことですから。できるだけかつゆき君が決めて欲しい。どうしても自分で決められないときは……，お父さんが代わりに決める権利があるということ

て予告のための枠組みづけ。

内容レベルでの困惑の解消。

第1課題の確認。続く課題の説明への導入。第1課題との関連性についての説明をすることで，課題の階層性を意識づける。擬人化した「虫」の立場で話すことで，場の緊張を下げ，面接のメリハリをつける。

第2課題の目的を明示。
第2課題の内容の説明の開始。

本人に言語的に接近を行い，課題の主体者として振る舞うことを要請。変化の導入を直接的に本人に選択させることで，家族の本人に対するこれまでの見方が逆転することを意図した内容。
本人にとってその内容が容易であることが条件であることを示し，よりそれを具体化する。

これまでと違い，本人が選択を自分で考えはじめる。
本人の反応を助けるための内容ではあるが，結果的に主体性を剥奪させる発言であり，祖母から本人の心理的境界を超える内容に発展する。

祖母と同様に，本人への援助的な立場でありながら，内容的には心理的境界を侵害する発言。

本人の主体性が重要であることを直接的に告げながら，彼らの援助的な機能を否定しないようにするため，援助役割を明確に課題の中でルール化する。

援助の役割を家族の主体者である父親が担う

第5章　治療者Hの面接の逐語録

にしようか。どう？

本人：(うなずく)
父：はい。
Th：みなさん，いいですかね？　どうしてものときはお父さんが決めるということで。
祖母：かっちゃん，お父さんに決めてもらってもいいのね。
Th：いいですかね？

all：はい。
Th：それじゃあ，かつゆき君には目標を考えといてもらいましょう。で，次3番目なんですけど，これは大人がすることです。いいですか，おじいちゃん，おばあちゃん。今，かつゆき君に目標を決めて欲しいと言いましたが，その目標がすぐにできるとは限りません。目標はあくまでも目標だから，できない日もあるかもしれない。かつゆき君が虫と戦うわけだけど，相手の虫も相当強いです。そう簡単に弱まりません。そこでかつゆき君が虫と戦うために周りのみなさんに応援してほしいんです。かつゆき君，ゲームする？
本人：ん？
Th：勇者が味方をたくさん連れて，敵を倒していくゲームだけど……。

母：ゲームするよね，ポケモンとかね。やってるよね。
Th：あ，ポケモンですか。あの，お父さん知らないですか？
父：いえ，ゲームはあまりしたことないんで，ちょっと……。
Th：あ，そうですか。ま，あのいいんですけど，虫と戦うために家族のみなさんで応援してもらいたいんす。それで，目標がねできた日はいいんです。目標ができなかったとき，

ことを本人が許可できるようにし，他の抵抗を取り払えるようにする。
　本人が父親の機能を承諾。
　父親も援助の役割を担うことを承諾。
　父親が本人への援助の役割を担うことを家族のルールとすることを明確化。
　援助機能を持っていた祖母から本人への最終確認。
　新たな「本人への援助」という家族のルールの再確認。
　家族全体の新たなルールの承諾。
　第2課題の主体者である本人への内容決定権の移譲。
　第3課題の対象者が大人であることを明示し，本人が主体者である第2課題の内容への着目を外す。
　第2課題と第3課題との関連性を示唆し，それが「本人が虫と戦うための援助」と意味づけることで，大人たちが主体的に問題に対して取り組まねばならないことを示す。

　第3課題の意味をより具体化するために，この場で本人を含めて用い易い比喩を探す。
　突然の巻き込みで，反応不能。
　より答えやすいように具体的な例を提示し，治療者が要求する比喩内容と一致するものを提示させようとする。
　母親が援助した，ゲーム内容が提示される。

　求めていた比喩と異なり，動揺。父親にその動向を預ける。
　内容がわからず，実状に合わせることが困難と判断。
　比喩の導入をあきらめる。再度，明確に家族に第3課題の意味を説明する。
　目標の成否と家族の援助が直接的に関連していることを示唆し，課題ができないときの内容

つまり虫に負けたときですね，そのときには家族全員で罰ゲームをしてもらいたいんです。
本人：罰ゲーム！！
Th：そう，罰ゲームをね。その罰ゲームを何にするか，今度は大人のみなさんで相談して決めて欲しいんです。例えば，こんなこと決められた家族の方がおられました。家族全員夕御飯抜きにするとか，テレビ24時間禁止とかね。あと24時間電気使わんようにするといったこと決められた家族もあったなぁ。そういうようなことをみなさんで決めてもらいたいんです。これは大人だけがすることでもいいし，子どもも含めて全員ですることでもいいです。もちろん，みなさんが別々の罰ゲームでもいいわけです。お父さんはコーヒー抜きで，お母さんはお茶抜きとかね。なんでもいいです。
all：はぁ……。
Th：なんでね，罰ゲームを決めるかというと，かつゆき君が虫に負けそうになったときに，ここでぼくが負けたら家族が大変な目に遭うと思って，そこでがんばれるわけですよ。
祖母：わかりました。罰ゲームですね，お父さんタバコをやめるとかはどう？
母：それはかわいそう。
父：……。

Th：あ，ただしですよ。罰ゲーム決めるとき，それをした方が家族のみんなにとっていいということはやめてくださいね。お父さんが禁煙するからいいわとかね。そうじゃなくて，困るようなことにして下さいね。そうじゃないと，僕が負けたらお父さんタバコすわんようになっていいやってなっちゃうからね。いいですかね？　それじゃ，決めてもらえますか？　かつゆき君も目標は決まったかな？
本人：うーん……。

を「罰ゲーム」と名づけ，責任性の重圧を除去する。
　言葉のニュアンスに反応し，困惑。
　本人の了解が得られ，大人側の課題として再度明確化。
　具体的な内容例を示すことで，家族の取り組み方の重大性を強調する。

　課題の内容が家族内の行動変容を生む内容であることを示唆し，家族のやり方によって様々なものがあることを示すことで，大人間の意思決定過程のルールを明確化。

　第3課題の意図が見えず，困惑を示す。
　第2と第3の課題の関連性をより単純化し，第3課題が第2課題の達成と密接な関係があることを示し，本人の動機づけに対する「拘束」と「援助」の二重性があることを示唆する。
　祖母の視点からの，言葉としての「罰」に応じた「責任者」の明示。
　祖母の示唆からの父親の保護と祖母への反発。
　この状況での父親の発言から，日頃の家族ルールが明示。
　祖母の発言から類推された「罰ゲーム」の意味を修正するため，再度「罰ゲーム」の意図を説明。
　「罰ゲーム」が家族にとっての負荷であることを示し，個人にとっての負荷や家族にとってのメリットを避けることの意味を説明。
　大人世代に課題の内容の決定を預ける。
　第2課題の主体者である本人に課題の内容決定について質問する。
　未決定であることを伝える。

祖母：かっちゃん，やんちゃ言うのやめるにしたらいいとおばあちゃんは思うよ。
祖父：おじいちゃんもそう思う。お母さんを困らせるようなことはしないとか。
Th：みなさんは，罰ゲームの方決めて下さいよ。目標はお父さんとかつゆき君にまかせてね。
祖母：子ども達にもさせることでもいいんですよね？
Th：いいですよ。

祖母：じゃあ，テレビがいいんじゃない？

母：うーん，いいかもしれないけど，下の子達が怒りそうね。
祖母：だから余計にいいんじゃない。テレビがいいと思うよ。
母：（うなずく）

Th：じゃ，テレビ24時間禁止ということでいいですかね？ テレビゲームはどうします？

母：テレビゲームもビデオもです。

Th：わかりました。じゃ，テレビ24時間禁止，ゲーム，ビデオも含むということでいいですね。
母：はい。
Th：テレビ観れないのはつらいですよ。これから相撲もありますね。
祖父：あっ。
Th：あれ，おじいちゃん，相撲ファン？
祖母：いつも観てるね。
祖父：はい。
Th：いいですか？ 本当にテレビで。おじいちゃん，相撲観れなくても大丈夫？
祖父：ハイ……，テレビでいいです。

第2課題を与えた時に設定したルールを破棄して介入する。
祖父も援助目的で，前回同様に新たに設定したルールを破棄して介入する。
祖父母のこの場での役割を再度明確化。第2課題の援助主体者が父親であることを再確認させるようにする。
指示に従って目的変更し，治療者に接近しようとする。
内容に応対しつつ，大人たちが決定することと突き放す。
治療者の指示に従いつつ，母親に同意を求める。
母親としての考慮の範囲を示す発言。

子どもにとっての罰的要素を与えたいという意図からの発言であることを明示。
祖母に同意することで，子どもへの関わりを一致させる。
課題の内容の確認をしながら，言外の「罰」的要素からの類推した時間制限を加え，課題の重要性を強調。
母親が主体的立場を取り，行動制限の範囲設定。
決定された内容のデジタルな確認。

母親が家族内の主体的立場を取り続ける。
決定された課題の破棄が予想される行動を予告し，家族に事態の重要性を再認識させる。
関連性を思い出して，動揺。
動揺の内容の確認。
内容の追検証。
質問への反応。
課題の再検討を要する重要事項であるかどうかを示唆。
設定された決定に逆らえないことを明示し，

Th：じゃ，あとはかつゆき君の目標だね。どうする？

祖母：かっちゃん，おばあちゃん達は罰ゲーム決めたよ。テレビ観れないことにしたよ。おばあちゃんも観たいのあるけどがまんするよ。かっちゃんもだからがんばって，おばあちゃんの言ったようにしたらいいと思うよ。かっちゃん，やんちゃは言わないようにすることにしなさい。

祖父：(祖母に) お前は難しいこといわんでいい。かつ，簡単なものにしなさい。毎日簡単にできるようなものにしなさい。

Th：おじいちゃん，相撲のために必死やねぇ。

父：かつゆき，どうする？

本人：うーん……。
父：代わりにお父さんが決めてもいいか？
本人：(うなずく)
父：じゃあ，朝起きてからお母さんのじゃまをしないようにするか？
本人：……。

父：朝7時半に起きて，服を着替えるのはどうだ？
本人：ん？
父：お母さんに朝7時半に起こしてもらって，やんちゃ言わないで服を自分で着る。いいか？
本人：うん。
父：じゃ，目標はお母さんが7時半に起こして，自分で服を着る，だな。
本人：(うなずく)
祖母：かっちゃん，それでいいの？
祖父：かつ，決まったなら先生にそう言いなさ

承諾。
第2課題の決定に移行。

状況説明という援助行為を示しながら，場面への介入。

父親が本人の援助をするというルールを破棄する行為。
本人の意思決定に介入し続ける。

第3課題との関係から，立場が急変したことを物語る発言。状況説明という援助行為を示しながら，場面に介入。父親が本人の援助をするルールを破棄する行為。
祖父母の介入の意味づけを変更し，ルールを再認識。
父親が主体的に本人の援助者として，突然に登場。
困惑し，父親の出方をうかがう。
より主体的に発言を続ける。
父親に権限を移譲する。
主体的に家族内の変化の必要なポイントを明示し，本人に確認する。
内容の困難さを自分なりに検討し，消極的に拒否。
焦点をあまり変えず，表面的な代理案の提示。

内容の再確認。
より積極的な課題の内容を提示し，本人に強制的な意味を含めて伝達しはじめる。

父親の主体性に合わせて，拒否なく承諾。
明確な内容確認をし，より限定的な行動を示唆。
最終的な承諾の姿勢。
父親の主体権を剥奪する行為。
家族の中での主導権を明確に示すための行為。

第5章 治療者Hの面接の逐語録

い。ちゃんとまっすぐ向いて。言ってみなさい。
本人：……。
Th：ん？ いいかな？ じゃぁ，目標はお母さんが7時半に起こして，自分で服を着替える，でいいのね？
父：はい。

Th：はい，じゃ，わかりました。あの，今日決められた罰ゲームは必ず守って下さいね。でないと，虫が，なんやこいつらたいそうなこと言っとったけど口だけやないかなどと，なめてきますからね。それと，虫は死んだふりが得意ですから，あるとき急に反撃にでることもあります。それであわてないで下さいね。それから，かつゆき君は目標さえちゃんとやっていればオッケイということにして下さい。目標以外のことはしなくていいです。それと，罰ゲームになったとしても，かつゆき君のこと責めないで，淡々とやって下さいね。いいですか？
父：はい。

Th：それでは，今日はこれでおわりにしたいと思いますが，次回来られるときに，目標の結果，何勝何敗だったかとか，かつゆき君の生活面での小さな変化とか，教えて下さい。次回は，来週の同じ時間で？
父：はい，お願いします。

Th：わかりました。あ，それとこれからこのメンバーでやっていくことについてはよろしいでしょうか？
父：はい。

Th：はい。それでは，お疲れさまでした。また，来週ということで。どうも。

祖父母の介入に対する反発。
第2課題についての最終決定内容の確認。

本人の援助主体者というルールに基づいた発言。
課題に対するルール設定の厳守の依頼。

比喩の利用による緊張の緩和と，ルール設定の意味の導入。
状態変化のさまざまな予告による，課題放棄や課題軽視の回避させるための設定。

本人の課題間の関連性の責任を破棄させるルールの設定と，厳密な課題への取り組みの再確認。
関係者から本人に対する課題との関連性の責任を破棄させるルールの設定。

家族の主体者としてのルールに基づく発言の発生。
メリハリをつけるための面接終結の告示。
課題に対する評価と，その評価による次回面接での話題設定への導入。
治療の主体者の権限の明示。

家族の意思決定の主体者としてのルールに基づく発言。
面接室内でのルールに関わるメンバー選択の伝達と，家族の主体者との交流にふさわしい内容の選択。
家族の意思決定の主体者としてのルールに基づく発言。
治療の終結の伝達と，治療の主導権の再確認。

117

all：ありがとうございました。　　　　　　　治療者の主導権を了承する反応。

小考察①　初回面接に関する治療的な文脈について

　さて，ここまでですでにいろいろなことがありすぎて，よけいにわかりづらくなってしまった方も少なくないと思います。それは，この初回の面接にいろいろなことが凝縮してしまっているからです。システムズアプローチでいうところの「情報収集→仮説設定→治療的働きかけ→情報収集→……」という基本的な治療構造が繰り返されているからです。[2][3]

　この治療構造が回転しはじめるまでに，少なくとも数回の面接があったり，各面接で一回転といったペースが普通のことと考えられています。にもかかわらず，この面接では，1回から数回のやりとりの中に少なくとも一回転していたり，一方的に話しながらも数回の回転が成立していたりします。いわば，極端に早い回転のやりとりがなされていると考えられます。

（1）ジョイニングと情報収集の段階

　まず，オーソドックスな面接の導入がされます。しかし，この導入部分ですでに，「家族の窓口」となる母親と接近し，その母親の役割に準じた対応を繰り返します。これは小さなことですが，間違いなく行わなければならない部分です。当然「家族の窓口」がどの程度の役割を持っているかは，家族によって違います。その違いを含めて，間違いなく応対することは，相当に困難なことだと思われますが，治療者Hは，それを「上手く」こなしているのではなく，「無難に」こなしています。この段階のコツは，「上手く」家族の役割に乗るのではなく，「無難に」家族の初期段階の動きに応対することです。

　そして，相談の第1のポイントとなる「主訴の定義」を共有しはじめます。ここではまだ面接の初期段階ですから，それほど明確な「主訴」が語られるかどうかはわかりません。したがって，前段階の意図を引きずりながら，「主訴」を聞き出し，話題が拡散することによって示される家族の役割を把握すること

---

(2) 吉川悟：家族療法―システムズアプローチの〈ものの見方〉―，ミネルヴァ書房，1993。
(3) 東豊：セラピスト入門―システムズアプローチへの招待―，日本評論社，1993。

第5章　治療者Hの面接の逐語録

が要点となります。この役割を理解することは，その家族のやり方を理解するためであって，その善し悪しではありません。システムズアプローチに勘違いが起こりやすいのは，この部分からです。そして，この主訴はその後どう定義し直されるかわかりませんが，明確に家族に共有されているものであることが望ましいのです。なぜなら，「○○についての相談」という今後の話題の象徴的な目印となるもので，それが曖昧では話題が共有されないままとなってしまうからです。

　次に，「問題に対する見方」へと話題を広げています。この部分は非常に重要な部分です。聞き逃してはならないことが山のようにあります。この部分の話題に登場しているのは，「祖母・母親・祖父・父親（登場順）」です。まず，「それぞれが問題の原因と考えていること」という内容が語られますが，それ以上に「どの順番でそれを話したか」が重要なのです。治療者は，「理由について」誰ともなしに問いかけていますが，まず祖母が反応しています。そして，その確認のために一度母親に話を振りながら，あえてその話を続けずに祖父に話題を振っています。その後，母親に話を聞き，そして父親という順となっています。これは一体どういうことなのか，偶然であると思われるかもしれませんが，そこにはこの家族のルールに合わせて振る舞おうという治療者の姿がはっきり現れています。これは家族内の物事の決定に関わる力関係の象徴です。このルールがこれ以降の治療において扱われる最大のポイントとなっています。

　加えて，「それぞれが原因と考えていること」は，祖母は「夫婦仲が悪いこと，母親の仕事」とし，祖父は「怠けているから」とし，母親は「夫婦の問題，嫁姑の問題」とし，父親は「子どもの気の弱さ」としており，バラバラです。しかし，バラバラであっても，それぞれがこの原因を放置しておくはずはありません。ある場合は何かの策を講じているかもしれないので，それについて尋ねています。また，同時にこのような原因があると思うための理由があるはずですから，それについて言及しておくことが後々のために必要です。

（2）原因についての扱い方のルール設定

　さて，早速この後が介入的な下地段階となります。何が原因かについて話を

するということは，少なからず多くの人にとって興味のあることであると共に，いずれかの加害関係を特定することとして受け取られてしまいます。いわば，原因に関与していることが犯人を特定するという行為となってしまいかねないのです。

治療者Hはこの段階での話題を以下のような「教示」として示しています。

>　比較的短期間で解決するためには，次のことを守っていただく必要があります。人は何か問題が生じるとその原因を究明したくなりますが，不登校の場合も例外ではありません。そしてしばしば，ひとつは子育ての失敗としてあるいは家族関係の問題として捉えようとします。しかしこれは実は何の関係もないのです。ただ，そのように見ようと思えば見えるというだけのことです。むしろ，そのように考えて親が落ち込んだり家族内で責め合ったりすることで，かえって解決を遅らせてしまうことになりかねません。何しろ，過去は取り返しがつかないし，家族関係もそんなに簡単に変わるものではないからです。そこで，ここではそのようなことに関連づけないようお願いしたいのです。もうひとつは，子ども自身の性格や考え方に問題があるとして，子どもを否定的に見てしまうことがあります。しかし，これも症状とは何の関係もありません。むしろそのように考えて自責的になったり周囲から責められたりして，ますます子どもの元気がなくなって，かえって解決が遅れてしまうことが多いのです。性格は簡単に変わるものではありません。ですから，そのようなことに関連づけるのもここではやめていただきたいのです。子どもの性格も家族の関係も無理に変えようとせず，今のままでここに通って下さい。[4]

このような安易な教示がそうそう理解されるはずはありません。しかし，心理療法と名のつく治療のほとんどでは，何らかの理論的な関連性との中で問題と何かの関連づけを行っています。例えば，行動理論に基づいて「刺激—反応」という構図で，発達理論の中では「母子間の個体分離」という構図で，そして，家族関係の病理という立場から「夫婦関係の問題の影響」という構図で，それぞれ問題を捉えようとしています。しかし，これらは誰のために必要なこ

---

(4) 以下を含め，本章の東の行っている治療過程の説明（ゴシック小文字強調部分）は，東の未発表論文からの引用である。今後，この論文が社会に提出される予定はないとのことであるため，書き下ろしの理論説明と考えていただいてもよいと思われる。

となのでしょうか。患者・家族にとって，問題についての知識獲得を目的として治療に来談しているのではないはずです。むしろ「何でもいいから良くなるためにはどうすればいいのか」ということが重要になります。確かにこれ以降，この治療者はある立場に基づいてこの家族の相互作用が変わるような働きかけを行ってはいますが，それを家族の負担になるようには提示してはいません。むしろ，この家族が負担にならないようにという配慮を続けているのです。

したがって，この段階での「教示」の意図するのは，これ以上不必要な問題をめぐる争いや葛藤を起こさせないことです。家族という圧倒的な存在と，その中での微妙なバランスを取り続けることは至難の業です。これまでは，このような因果論についての終止符を打てるようにするために，治療の多くの時間が割かれていることは周知のことだと思います。また，人は自分の考えと異なる立場の発言に対しては敏感ですが，その発言の意味が社会的な常識と思われてきたことと異なる場合には，困惑や混乱が生じます。このような，情緒的な不全感や不要な時間を節約し，そしてなによりある種の治療的な混乱を作り出すために，この教示の持つ意味は大きいのです。

（3）問題の外在化

さて，この段階が「外在化」と呼ばれている部分なのですが，誤解のないようにしておきたいのは，この外在化技法はホワイトらの述べているような「外在化」とは異なるものです。ホワイトらの述べている外在化とは，ドミナント・ストーリーでありながらも受け入れがたい感情や感覚を外在化することによって，オルタナティブ・ストーリーを作りやすくするための契機となるものです。[1]一方，治療者Hの外在化は，「虫」という名によって比喩的に問題を対象化させたり，問題の毒消し作業を行うなどといった意図が見え隠れします。

治療者Hはこの段階を以下のような「教示」として示しています。

> では，どうして症状があるのか，それを説明します。（注：ここから主に患者に向けて話を進めるので患者の学齢によってニュアンスを変える）……私たちが何かをしようとするときに，だれでも物事を楽観的に考えることもあれば悲観的に考えることもあります。自信があったり，不安でいっぱいだったりします。少々のこと

ではくよくよしないときもあれば、小さなことでも頭から離れず悶々としたり投げやりになることもあります。日によっても時間によっても違います。これはある程度は普通のことです。しかし、「ある状態」になると、実はこれを私たちは「虫が付いた」というのですけれど、悲観・不安・悶々・投げやりといった状態にはまり込み、気になることが頭から離れなくなるのです。例えば前夜は、明日は学校に行くぞと考えていても、朝になると、ある人はふと、体の調子が気になるかもしれません。するとそこにどこからともなく「虫」がやってきて、「おまえは体が悪いぞ、大変だぞ、無理しちゃいけないぞ、もっともっと悪くなるぞ、大変な病気かもしれないぞ」などと、吹き込んでくるのです。そしてそれに耳を傾けることで、どんどん虫の思うつぼにはまり、本当にもっと具合が悪くなってしまう。これは「病気虫」ですね。きみを本物の病気の人のように見させてしまう「虫」。またある人は朝になるとふと、めんどくさいなという気持ちが出るかもしれません。するとまた、どこからともなく例の「虫」がやってきて、「早起きなんかめんどくさいぞ。やめちゃえやめちゃえ。布団でゆっくり寝ている方が楽だぞ」などと、思いっきり吹き込んでくるのです。そしてそれに耳を傾けることで、どんどん虫の思うつぼにはまり、本当にやる気が失せてしまう。これは「怠け虫」ですね。きみを本物の怠け者のように見させてしまう「虫」。おかげで周囲からは怠けているんじゃないかと勘ぐられてしまい、きみが責められたりする。下手すると親子関係まで悪くなったりする。他にも「対人不安虫」や「自信剝奪虫」や「被害者意識増幅虫」など、この種の「虫」が付くと何をするにも足を引っ張られてしまい、本来のきみの能力が発揮されにくくなるわけです。しかし逆に言うと、この「虫」さえやっつければ、そのままのきみで、今の問題・症状を克服することができるのです。どうです？「虫退治」をしたいと思いませんか？

　このような「教示」は、指示的・操作的なものであると受け取られるかもしれませんが、その目的性を無視したところでの議論は意味がありません。この「教示」によって生じるであろう様々な効果について検討するとき、はじめてこの段階の有効性が見えてくるのです。

（4）定式化されたタスク・その1
　具体的な「虫退治」のための方法として提示されるのが、以下のタスクです。
　ホワイトらの外在化技法では、この段階は定式化されてはおらず、むしろ

個々の事例ごとに物語が異なるため，治療での対話によっていわゆる「虫退治」が行われるのです。しかし，治療者Hはこの過程を定式化しています。それは，この段階での対話を有効に構成することがそれほど簡便ではないからです。個々の事例ごとに外在化の対象を特定する作業そのものよりも，外在化した後に起こりうる変化をどのように捉えるのか，その違いが顕著に表れていると思われます。

治療者Hのここでの定式化されたタスクは，よくよく考えていただくと，過去に構造的家族療法と称されたミニューチン（Minuchin, S.）の治療の進め方に酷似しているのがわかります。家族内の構造的側面に着目し，その構造の変化に着目することで，治療者が新たに構成されつつある構造に適合するようにコミュニケーションを追随しているように思われます。

まず，最初のタスクについて治療者Hは以下のように述べています。

> ［タスク・その1］として，家族一致団結して「虫」を追い出すことを目的とした「虫退治の儀式」を毎日行うよう提案する。これは，画用紙に人型を描いて中心部に「虫」の名前を書き込み，家族が集まれる時間帯にそれを家族で取り囲み，一人一人順番に「○○（患者の名前）の中にいる△△虫，出ていけ！」と言って人型の中心部を叩くものである。治療者は家族に，「虫」はチームワークを見せつけられるのが一番苦手だと伝える。この際，面接場面でも家族に練習してもらうが，治療者は家族が楽しんで行えるよう配慮する。

このタスクの意図することは明白です。「石回しの儀式」と同様に，家族の凝集性を高めるための課題です。問題に対応している家族の多くは，問題をめぐって凝集性が高くなっていながらも，結果的にその解決策が無効になるが故に心理的には遊離状態となっています。家族の凝集性を高めるための儀式を導入することは，ミニューチンの治療においてもよく見られたものです。それは，面接で新たに創造した交流をタスクとして与えることでした。これは，面接と面接との間の経過を変化の一部として位置づけるためには，有効な方法です。

---

(5) Minuchin, S.: *Family and Family Therapy.* Harvard University Press, 1974.（山根常男訳：家族と家族療法，誠信書房，1984。）

また，ミラノ派などが行っていた「肯定的意味づけ換え（positive-connotation）」には，「儀式処方（ritual prescription）」が含まれていました。この儀式処方は，家族の中での解決に向けた文脈において，新たな行動を象徴化したものであり，かつそれによって家族内の凝集性がこれまでの文脈とは異なる中で達成されるものとなっています。

　ただし，これらの儀式処方は，いずれも定式化されたものではありません。むしろ，個々の面接の進展に応じて提示されるものでした。治療者Hがこの段階をタスクとして定式化しているのは，外在化による問題の存在を象徴化させる意図が見えることと共に，あえて親子関係や性格などの原因とされる因子を排除したところで治療を行うためには，明確な意識づけが必要だからです。また，後のタスクとの関連でいうならば，これによって家族全体の高めた凝集性を背景に，それぞれのサブシステムの機能性を高めるという対比的な関係にあることがおわかりいただけると思われます。

（5）定式化されたタスク・その2

　このタスクでは，外在化した症状との対決をテーマとしています。しかし，この設定のあり方にはトリックがあります。治療者から見たこれまでの家族の解決のパターンとは異なるサブシステムの機能性を向上させようという意図が隠されています。確かに「虫退治」のために「問題との対決」という構図が最も解決をイメージさせるものです。なおかつ，これまでの無効な解決努力の結果もたらされた無力感を考慮すれば，虫との対決の場を設定すること自体が危機的な状況設定でありながらも，一方ではそれに積極的に取り組むことが前提となっています。

　問題を解決しようという意図を持っている多くの家族を見た場合，問題をどのように解決するかという方法論で困惑しているように考えがちですが，それは問題を即座に解消する魔法を期待しています。当然の心情ではありますが，持続的に改善のための行動をとり続けることの有効性は，多くの治療者が知っ

---

(6) Palazzoli, M. S., Boscolo, L., Cecchin, G., Prata, G.: *Paradox And Counterparadox*. Jason Aronson. 1978.（鈴木浩二監訳：逆説と対抗逆説，星和書店，1989。）

第5章 治療者Hの面接の逐語録

ていながらも，その動機を持続させることや，その姿勢を日常的にとり続けられるようにすることが困難となり，結果その取り組みが消滅してしまうことが少なくありません。有効な解決努力であったとしても，それが日常に大きく波及することや，持続することが困難な場合，一貫した取り組み（いわゆる，治療的な文脈）を維持することが難しいことはいうまでもありません。

　この定式化されたタスクには，こうした場面ごとに設定され変更されるタスクの内容の差異以上に，タスクの目標が治療的な文脈と一致していることを意識しやすいという特徴があります。いわば，個々の取り組みの有効性が，外在化した問題との力関係のあり方であり，問題の深刻さとの対比として理解しやすくなるからなのです。

　しかし，先に述べたようなトリックは，これらの設定によってより大きな効果を期待できるものとなります。例えば，この事例でこのタスクを「祖母と本人」に決定させることが最も容易な解決策であったはずですが，どうしてそれを「父親と本人」に決定させたのでしょうか。また，「本人が決められない場合にのみ，父親が助ける」という設定には，全く意図はないのでしょうか。

　この部分が決定的にホワイトらの外在化技法と異なる部分です。もしもホワイトらがこのような段階にさしかかったとすれば，そこでは家族のコミュニケーション相互作用によって構成される現実に沿って，治療者はその話題の「内容」から「ユニークな結果（unique outcome）」を協調するという作業をするに留まるはずです。しかし，治療者Hは明確にそこに「ルール設定」を導入しています。それは，ミニューチンが治療の中で強調していた「その文化における家族のあり方に準じた家族構造に近いものが，最も解決の多様性を引き出すものである」という視点に依拠しているのです。いわば，治療者が家族のあり方の方向性を暗に示すことによって，これまでのかかわり方との差異を生じるようにしているといってもよいかもしれません。

　ただし，これは治療者の一方的な視点であってはなりません。家族の中にある種の理想的とされるような家族構造があったり，それらの有効性に対する家族神話のようなものがあることが不可欠です。詳細に「問題に対する見方」の

部分に含まれている家族に対する期待を読み解く必要があります。事実として提示されていないものを読み解く必要はありませんが，この家族は，「父親が有効に機能すること」を望んでいることが見えるはずです。このような中で，はじめて「ルール設定」の指標が求められるのであって，単純に治療者の思い描く「理想的な家族」というものに準じた「ルール設定」では意味がないのです。

　この段階のタスクについて，治療者Hは以下のようにその一面的なことについてのみ示しています。

　　　[タスク・その2]として，患者に，「虫」との毎日の対決場面を目標設定してもらい，その勝敗を記録するよう指示する。その際，「虫」に負ける確率が高いと思われる場面は設定させない（たとえばいきなり登校する等）。おそらく「虫」が出現するであろうが，患者が勝利できる可能性が比較的高いと予測できるものを選んでもらうようにする。この際，治療者は「偶然の大勝」よりも「勝ち癖をつける」ことが大切であると説明する。同じ理由で，目標設定した以上のことは行わなくて良い，むしろ行わない方が良いと伝えておく（勝ち逃げすることをすすめておく）。

　基本的に不可欠な「治療的な文脈」は，これによって維持できます。しかし，そこに持ち込まれた「ルール設定」に関する内容は，ここには記載されていません。それは，治療者Hがこの家族のパターンを既に読みとっているが故に示していないのであって，治療者Hの他の事例報告でもその解説が常に削除されてしまっています。しかし，この段階までにこの家族が既に問題にどのように取り組んできたかというパターンや，問題が収束するために有効だと思われるようなサブシステムでのかかわり方についても，ある程度把握しているのです。このような部分を削除したままで方法論を示すことは，システムズアプローチを複雑なものにしないためには必要なことかもしれませんが，その有効性を高めるためには，より詳細な視点を示すことが不可欠であると思われるため，ここではその詳細を示すこととしました。

（6）定式化されたタスク・その3
　さて，どのような事例におけるタスクでも同様ですが，彼らなりの取り組み

が真剣な態度によって持続するか、極端な場合はいいかげんな姿勢であるかは、その後の効果に波及することはいうまでもありません。ただし、多くの家族は早期解決を期待するあまり、結果的にタスクが達成されないことについての責任を問うという姿勢が見られます。それが「取り組む姿勢」であるか、「タスクの困難さ」であるかにかかわらず、タスクに関与した人間の中で責任を負うことを暗に期待してしまいます。

　ここで治療者Hが用いているのは、「罰ゲーム」と称されているものです。これは「タスクの成否に対するルール設定」と考えられます。ここで重要なことは、治療者からのタスクは、家族に対して設定されたものである限り、その責任を負うべきは家族全体であって、それをある特定の個人にその責任を負わせることは無意味だということです。当然のことですが、「タスク・その2」が設定されたのは「虫退治」のためであって、家族全体がその「虫退治」に参加することが前提である限り、その成否についての責任を負うべきは家族という単位であることになるはずです。

　これまでの治療では、家族療法という名称で「家族」を扱いながらも、そこでのタスクの責任の所在については、曖昧なままであるか、その責任の所在を「家族」に棄却すべきだと考えたとしても、明確にその責任を家族に棄却するという発想も方法の指標もありませんでした。しかし、この「罰ゲーム」というタスクは、「患者個人が問題に苦しんでいるのではなく、その問題が持続することで家族が苦しんでいるのだ」という発想を明らかにしており、「その患者を援助するためには、家族が有効に機能することが不可欠なのだ」という考え方をはっきりさせるためにも不可欠なものとなります。

　この段階を治療者Hは以下のように記しています。

> ［タスク・その3］として、家族に、患者が「虫」に負けてしまった場合の罰ゲームを準備するよう指示する。ただし、この罰ゲームの対象は患者個人ではなく、患者を含む家族全員か、患者を除く家族メンバーによるものとする。この目的は、患者が「虫」に負けそうになったときに底力を発揮しやすいのと、「虫」のもっとも嫌いなのがチームワークを見せつけられることだからであると説明する。さらに、

仮に患者が「虫」に負けるようなことがあっても，それは「虫」が強大であるのか目標が高すぎたのかであるから，矢尽き刀折れた患者をさらに叱ったりしないで，皆淡々と罰ゲームをするように要請する。また，決めた罰ゲームは必ず実行するようにしないと「虫」がなめてかかってますます強大になるので注意するよう伝える。

　ただ，慎重に議論しなければならないことは，これらの立場が「家族至上主義」といった視点から発しているのではないということです。一部の人々は，この姿勢について批判的な立場にあります。それは，プレ・モダンに含まれていた「全体主義的な発想との類似」であり，「社会的な意味における適切な役割行動の是認・強要」という誤解です。先にも述べたとおり，あくまでも当事者である家族の意向に添うことが前提であり，その中で患者・家族にとっての問題解決のための取り組み方が明確になることが必要なので，家族というものに対して必要以上の着目がそこにあるわけではありません。

　家族療法が初期の段階に「家族病理を改善する治療方法」として理解され，「家族が子どもの発達の責任を負うべき基本的社会集団である」と考えているとされても仕方のない部分がありました。その痕跡として家族のことを必要以上に重視することも，また必要以上にその機能性を軽視しすぎることも避けなければならないと思われます。

（7）定式化された初回面接の効果

　この逐語に見られるように，治療者Hの「虫退治」技法は独自の発展を遂げて，その後に定式化されていったものです。これまでの解説にもあるように，それぞれの項目の相関関係が色濃く関連づけされており，いずれかの部分を排除したとしても，一貫性を失いかねないものであることを十分理解していただきたいと思います。

　しかし，他方この初回面接は，定式化されたものであるとも考えられます。いわば，初心者であっても，それぞれの段階の必要な項目を達成するように努めれば，その多くはある程度の効果を得ることができるようになるものです。それは，これら一連の課題によって家族がこれまでとは異なる相互作用を生ざるを得なくなるように準備されているからです。

また，これらの面接の中での手続きから，治療者の戦略性・恣意性を強く感じるものになるかもしれません。しかし，その戦略は，これまでのような「家族はこうあるべし」といったものではなく，「家族として社会的に負わされている不要な危惧を排除する」という目的のためです。したがって，個々の指示・示唆を治療的な文脈と切り離して理解したとしても，それはあまり効果的な理解の仕方とはなりません。なぜなら，これらの手続きの全体として示しているものは，「家族がどのようなものであったとしても，そこには『子どもの問題を解決したい』との意図に基づいた試行錯誤があるだけで，その個々の行為の適切・不適切を議論することは無意味である」(7)という視点に基づくものだからなのです。

面接記録その②　第2回面接

本人，両親，祖父母，弟，妹で来院

Th：どうも，こんにちは。どうでしたかね，一週間。どなたからでも，結果をお話しして下さい。

父：えっとですね，目標の方は5勝2敗でした。2日目と4日目がダメでした。

Th：5勝2敗でしたか。

祖母：虫退治の方は，弟も妹も加わってみんなでやってます。お兄ちゃんの中の怠け虫出て行けって。

Th：そうですか。いいですね。ところで，生活面の方で何か変化はありましたかね？

祖母：生活の変化としては，そうですね，お母さんにつきまとう時間が少し減ったんじゃないかと思います。以前は，仕事に行くまでべったり，帰ってきてからもべったりだったのが少しとれてきたように思います。

Th：お母さんの方からは？

母：そうですね，お風呂に弟と一緒に2人で入

　家族へのジョイニングと，家族の役割・機能などの変更の確認のための投げかけ。

　家族の主体者としてのルールに基づく報告であり，前回の治療者の指示に準じた内容の提示。このルールへのジョイニング。

　拡大解釈した課題の内容の報告と，父親との関係の中での主導権移譲の依頼。

　治療の主導権の掌握。話題変更による他のメンバーの変化の可能性の検索。

　父親に対しての主導権移譲のための発言であり，治療者への従順さを示す内容。問題の因果論的解釈を母子関係へと移行しながら，変化の報告。

　父親に準じた発言を示唆し，ルールを再構成。治療者の意向に気づかす，内容について発言。

---

(7) 吉川悟：ひきこもりへの家族療法的アプローチ，家族療法研究 17-2, pp. 95-99, 2000.

るようになってきましたね。
Th：ほぉ，お風呂に弟さんと2人で入れるようになったんだ。お父さんからは？

父：家でハムスター飼ってるんですけど，その世話ができるようになりました。なっ？

本人：んー。
祖母：あと，虫叩くときに大きな声が出せるようになりましたね。最初は小さな声でしかできなかったんですけど。
Th：そうですか。おじいちゃんの方からは？
祖父：そうですね，まだ弟とはけんかしとりますけど，片付けしろと言ったらするようになりましたね。
Th：はい。今のところ大変順調ですね。ところで目標ができなかった日が2回ありましたけど，その時はみなさんで淡々と罰ゲームやってもらえました？
父：はい。
祖母：みんなでテレビ我慢しました。この子達もみんな我慢したね。
Th：おじいちゃんも相撲を我慢して？
祖父：はい。ラジオで聴くのはだめかって聞いたんですけど……，みんな我慢してるからとラジオで聴くのも我慢しました。
Th：そうですか，それは大変結構です。この前も言ったと思いますけど，虫は本当に死んだふりが得意です。弱ったように見せかけて油断させ，反撃してきますので，そうなっても罰ゲームは今みたいに淡々と行って下さい。目標ができなくても叱らないようにね。
祖母：わかりました。
Th：かつゆき君，今な君のお腹の中に虫何匹いそうや？　例えばこの前10匹いたとしたら？
本人：10匹死んだ。

報告に対する肯定的な扱いをし，ルールに対する構造の維持を図る。新たなルールに準じた発言への誘導。
　治療者の意向に準じた発言。
　コントロールが可能であることを再現しようと画策。
　新たなルールに準じた発言。
　主導権の移譲を強く主張した発言の意味と，治療者への従順の意思表示。

　主導権の回復と，他へのジョイニング。
　治療者の意向に準じた発言。

　変化についての評価のコメント。より厳密な第3課題の達成度の確認。

　ルールに準じた主体的な立場での発言。
　治療者の指示に従っていることの意思表示。
　子どもに関する責任者の立場の表明。
　負荷の大きい祖父へのジョイニング。
　治療システムのルールの遵守と，そのルールの波及効果についての報告。

　治療のルールに準じた行動を肯定し，主導権の明示。再度の「虫」の影響の説明で，具体的な状況設定と予告と対処を促し，治療のルールを顕示することを明示。
　ルールの負荷に対する影響への抑制。

　家族の代表者としての発言。
　治療に本人をジョイニングによって巻き込むことで，賞賛対象を明確化。比較による賞賛の内容の先行提示。
　内容に対する良好な反応。

Th：えっ，10匹？

母：この前帰るときにお腹の中に15匹いるって自分で言ってました。

Th：あー，15匹いたんだ。そのうちの10匹が死んだんだね。

本人：(うなずく)

Th：オッケイ。じゃ，今回の目標ですけど，どうします？

祖母：そろそろ学校に行ってみるのもいいんじゃないかと思うんですけどね。

父：どうする，かつ？ 学校の門まで通ってみるのはどう？

本人：……。

父：私としても一日も早く学校に行って欲しいんで，今回は一気に学校の門まで通うようにしてもいいかと思うんですけど。

Th：学校はいつまで？

父：もう春休みに入ってるんで。今のうちに通うのに慣れさせた方がと思いまして。

Th：そうですか，わかりました。どうぞ，続けて下さい。

父：どうする？ もうできるだろ。学校の門まで通ってみよう。

本人：……いや。できない。

父：できないことないだろ，かつ。ちゃんと家でいろいろできただろ。ハムスターの世話もできてたし。

本人：いや。できない。

父：いやか？

本人：(うなずく)

父：じゃあ，どうする？ 家の中のことにするか？

本人：(うなずく)

父：それじゃあ，お母さんのじゃましないことにするか？

問題解決の視座として出したものを提示され，困惑。

治療者の困惑解消を助ける動き。治療者の主導権をサポートし，家族内の権威の向上を示す。

誤解が解け，ジョイニングとしては有効であるが，治療者の枠の中では動かないと判断。

ジョイニングに応じて，反応を返す。

本人への肯定的評価を返す。他への負荷の設定要請。

変化の方向性を示すことによって，家族内の意思決定権を治療者に示す。

本人に関わる部分での主導権を発揮。

意思決定の保留。

祖母の意思とは別の意図であることを治療者に示し，本人に関わる方向性について治療者の示唆を要請。

父親の意図に応じて，状況設定の確認。

意思決定の要因を説明し，状況設定の必然性を他の家族に聞かせ，本人に関わる主導権を確実にする。

治療者から父親の意図への同意・承認・許可を伝える。

治療者の権限下での，本人をコントロールすることの可能性の打診。

父親の権威には重複するが，内容に反応。

権威と内容を読み違えて，本人への強制的指示を強化するため，肯定的側面を示唆。

内容に対する反応であることを繰り返す。
内容への反応であることの確認。
父親の主導権に従うことの表明。
内容の検討への話題の転換。具体例を示唆する援助。

父親の援助に従うことを示す。
より詳細の具体例を示すことで，本人を援助。

本人：うん。
父：朝7時半に起きて，自分で服を着て，朝御飯作ってるときじゃましないでいいか？

本人：うん。
父：できるな？
本人：(うなずく)
父：じゃ，それで決まりだな。
祖父：かつ，決まったんだったら先生に言いなさい。
本人：ん？……。
父：お父さんから言うのか？
本人：うん。

父：じゃ，今回の目標は朝7時半に起きて，服を着替えて，食事の支度をするのをじゃましないことです。
Th：はい，わかりました。えー，朝7時半にお母さんに起こしてもらってですね？
父：はい。

Th：それから服を着替えて，朝ご飯の準備をしてるお母さんのじゃまをしないということでいいんですね？
父：はい。
Th：それと，ペナルティーの方はどうしますか？
父：前回と一緒で。
Th：えっと，24時間テレビ禁止ですね？
父：はい，同じでいいと思います。
Th：はい，じゃあ，ペナルティーは同様ということでいいですね。それでですね，次回は2週間後にお会いしたいと思います。で，今回のこの目標がクリアできていると思ったら，みなさんで相談されて，目標の追加，もしくは変更をして下さい。いいですか？
祖母：クリアできてると思ったら，例えば次は

父親の指示下での意思決定を促進する反応。
より詳細な内容を示すことで，本人への行動制限の領域を明示し，家族との関わりのルールを再構成。
父親の援助的な行動指示に対する反応。
ルール設定の確認。
課題への取り組みの姿勢を示す。
話をすることについてのルールの終了宣言。
父親のルールに準じた応対と，責任者としての確認。
祖父のルールに挑戦し，応じないことを示す。
主導権を持つ者として振る舞い，本人を援助。
父親の援助を受け入れ，祖父の主導権を無効化。
場の権威者として治療者に話の内容を報告をし，ルール設定を明確化する。

父親の動きを追随するコメント。内容に対する補足をし，治療者の権限を再度表明。
母親などの他の関係者を統率していることを示す反応。
より詳細の内容の確認をし，父親の話し合いの内容を尊重する。

治療者に対する家族の代表としての発言。
治療のルール設定に話題を戻し，対応する課題の確認。
治療の場での家族の代表としての発言。
他の家族を含めて，課題の内容の確認。
治療の場での家族の代表としての発言。
父親の権限に準じた発言と，対応すべき課題内容についての再確認。治療の主導権の行使と治療的変化に関する評価。すでになされた家族内での課題内容を変更するというルールを再度治療のルールとして設定。

内容に対する着目で，父子間のルール設定に

学校へ行ってみるとかにするということですね。
Th：はい，そうです。もちろん，できれば本人に決めてもらいたいんですが，決まらないときはお父さんに決めてもらって下さい。
父：今日みたいに本人が嫌がるときはどうしたら？
Th：本人が嫌だと言うことでも，ここは押すべきだと感じられたらそうしてもいいし，ダメだと思ったらやめてみてもいいし，そこは現場の判断におまかせします。
父：はい。
Th：それでは，今日は終わりたいと思いますが，何か質問は？
祖母：特にはないですね。
父：はい。
Th：そうですか。それじゃあ2週間後お待ちしております。お疲れさまでした。
all：ありがとうございました。

　関しての間接的な働きかけを示唆。

　課題内容の変更の際のルール設定に関するルールの明確化をし，祖母の発言を間接的に抑制。
　本人の主体性と援助の相対化への質問。

　明確なルール設定をせず，その場での相互作用による判断を基準としたルールを明示し，最終決定の内容についての権限を父親に依拠する。

　ルールを承諾。
　治療の主導権の行使。

　家族の代表としての返答。
　最終決定権限者としての返答。
　面接の終結宣言。

小考察②　第2回面接の治療的な文脈について

　さて，相当定式化されていた初回面接とは対照的に，この面接での治療者の関わり方は一変しているように思われるかもしれません。治療者の側の意図を極力排除し，肯定的な変化を追認し続けながら，なおかつ，家族のそれぞれの発言を生かそうとしているようにさえ思われるかもしれません。このような面接を初回からやれればもっと有効なのに……と思われるかもしれませんが，この面接が可能なのは，初回の面接が有効であったからこそなのです。
　まず，話題として扱っていることのそれぞれを考えてみましょう。まず最初に取り上げているのは，「結果をお話しして下さい」ということです。これは虫退治のための課題に関しての話題を示しています。次に，「虫退治の方は，弟も妹も加わってみんなでやってます」と儀式に関する話題を扱いながら，「罰ゲームやってもらえました？」と課題とセットになっていたはずの罰ゲー

ムのあり方についての話題となっています。そして,「今回の目標ですけど,どうします?」と前回同様に家族で虫退治のための課題を設定させるための話題を提供しています。

　このように,治療者が扱った話題のそれぞれは,全て初回の面接で提示した内容と関連したものだけとなっています。これは,家族が適切に治療者の示唆にしたがって変化していることを示すものであり,個々の課題がこの家族にとって達成可能な範囲での行動指標となったということを物語っています。このように,話題として扱っている内容が初回面接の全てと関連づけられており,なおかつ初回に定式化した治療の進め方を踏襲するものであることは明らかです。

　しかし,この面接で治療者が行っているのは,「治療者の課題に適切に反応した」というチェックだけではありません。それを最も如実に示しているのは,この面接での父親と祖母の発言のタイミングです。逐語に付記した解説にもあるように,この家族の中での父親の立場は,初回面接でのそれと大きく変わっています。あえていうならば,子どものことに関して中心的な役割を果たしはじめているということです。それに加えて,祖母の発言のそれぞれは,初回面接と同様に子どもたちのことに関して主導的な立場であることを示すための意図が少なからずあります。しかし,それらの重複する役割を明確にルールづけしているのは,初回面接で提示されていた各課題の中にあるタスクです。第二課題は「子どもが決定するか,それを父親が補足する」となっていたと思いますが,このことが守られていれば,必然的に父親が子どものことに関しての中心的な立場を維持することになっているはずです。

　初回面接でも治療者はこのルールを厳守させるための発言を繰り返していましたが,第二回面接ではそれがある程度達成されているかどうかを見守りながら,補足的な発言によってそのルールをより定着したものとしようとする動きを繰り返しているのです。いわば,このルールによほど抵触するような言動がない限り,家族の対応を肯定しながら,話題の内容レベル(なにをどうしたのか)で肯定すると共に,文脈レベル(その発言をしている治療の場での態度そのも

の）でもそれぞれの行為を肯定するように扱っているのです。

　このような働きかけ方は，構造的家族療法での「here and now（今ここで）での介入」として知られた方法です。家族内での相互作用そのものに働きかけることによって，面前での変化を目指した方法ですが，この方法が第二回面接でも取り入れられています。より複雑な形でこの方法を取り入れているのは初回面接の中で，第二回面接の方がよりはっきりとわかりやすい形となっています。

　そして，面接場面での相互作用が適切に構成されていることが確認できたことを示す証として，治療者は「今回のこの目標がクリアできていると思ったら，みなさんで相談されて，目標の追加，もしくは変更をして下さい」と大胆な介入を行っています。この指示は，この家族が治療者の提示したルール下においてそのルールを適切に遵守し，ルールに則った変化を増幅する可能性があるという前提に基づくものです。ふつう，初回面接であれほど苦労して再構造化を図ったとするならば，それほど安易に家族に課題の内容の変更を託すことはありません。しかし，治療者の課したルール設定を遵守し家族の役割が変化しはじめているとするならば，治療者がいない状況下で，そのルールに則った中で「新たな課題の内容を決定すること」ができたとすれば，それは大きく家族の中での役割が明確に再構成されたことを物語るものとなるはずです。このように，なにげない課題なのですが，この課題の示しているのは「家族が一定の新しい役割設定を受け入れ，その中で動き始めていること」を治療者が見抜いているからこそ提示できるものなのです。

　最後に，この面接で用いられている治療者のコメントのあり方について述べておきましょう。ソリューション・フォーカスド・アプローチなどで用いられている方法ですが，「既に起こっている変化を明確に意識化できるようにする」という目的に応じて，個々の発言した内容の中から起こっている変化を抽出し，それを肯定的に意識できるようにするという行為が随所に見られます。何でもない治療者の動きなのですが，これは「課題→変化→フィードバック」という一連の治療者の働きかけを完結するためには不可欠なものです。治療者が課題を示し，変化を導入したとしても，その変化を治療者が適切に評価できていな

ければ，家族からすれば「せっかくやったのに治療者は気がついていない」ということになり，治療の課題の重要性を意識できないままとなってしまいます。その意味でも，治療者が自らの提示した課題に対する家族の反応をフィードバックすることは，不可欠な行動であり，かつその中でも肯定的な部分を強調して取り上げることは，より変化に対する動機づけを高めるためになるものです。

面接記録その③　第3回面接

本人，両親，祖父母，弟，妹で来院

Th：今日は時間変更していただいてすいませんでした。みなさん，お仕事の都合とか大丈夫でしたか？
父：あ，はい，大丈夫です。

あえて one-down position を取ることで，ジョイニングの効果を上げる。家族に配慮し家族の動きを探る。
治療者の要請に応じ，家族の代表者として発言。

Th：えっと，2週間あきましたけど，どうでしたかね？　この2週間の経過をどなたからでもいいんで報告してもらえますか？
父：2週間の間で4回失敗しました。少し朝ぐずぐずしてましたけど，以前よりはましになりました。1週間たってから目標を学校の門まで行くということにしました。時間は遅かったんですけど，8時から9時過ぎの間にということで，自分一人で行って帰ってきていました。
Th：1週間で5勝2敗ペースですね？
祖母：はい，そうですね。

父親の反応から状況の変化を把握し，家族の動き方に応じた対応をするため，再度家族のルールを示すことを要請。
家族の代表者として発言をし，状況説明する。これまでとの比較で本人の変化を評価。家庭内でのルール変更が治療と同様に行え，内容の設定を示す。
家族が設定した新課題の達成の度合いを示し，課題の変更が有効で，家族内で課題変更が可能なことを示す。
父親と家族の行動を評価し，有効性を支持。
祖母と父親の主導権争いがまだあることを示す。

Th：ダメだったときのペナルティーは淡々としていただけてますね？
父：はい。

治療としての課題について聞き，新ルールを支持することを示す。
家族の代表としての発言。

---

(8) I. K. Berg ; *Family based services—a solution-focused approach.* W. W. Norton, 1994.（磯貝希久子監訳：家族支援ハンドブック—ソリューション・フォーカスト・アプローチ—，金剛出版，1997。）

第5章　治療者Hの面接の逐語録

Th：お母さんからみてこの2週間はどんなでしたかね？
母：この前おばあちゃんと一緒に大阪へ行きまして、大阪ではおとなしかったみたいなんですけど、こっちに帰ってくると反動で甘えてきます。
Th：お母ちゃん大～好きなんだ。
all：（笑）

Th：大阪に行ったんだ。
祖母：はい、ちょっと私の孫のことで、この子を一緒に連れて行った方がいいかなと思いまして、3人で行きました。少しでも母親から離れさせた方がいいかなと思いまして。お母さんがいないと朝もきちんと起きる。他のことも全ていいけど、お母さんがいると甘えていますね。
Th：お母さんへの甘え方は何歳くらいにみえますかね？
祖母：3歳くらい。

祖父：幼稚園並みじゃないですかね。
母：前よりもひっついてくるのがちょっと減った。ここに通うようになってから。それで怒る回数も減りました。学校に行きなさいって言わなくなった分、少し落ち着いてきているようです。でも朝のかんしゃくがなくなってないから、これがなくならないと……。学校に行けばいいっていうわけではないですから……。
Th：もちろん、そうですね。
祖母：春休みのせいか、少し落ち着いている感じです。でも昨日、お父さんの方から「あさってから学校だから早く寝ろ」って言われていたみたいで、そのせいか今朝はダメでした。少しぐずってましたね。学校の門までは行きましたが。

父親の代理としての母親の意識を探るための質問。

エピソードを提示し、祖母と母親への本人の反応の違いを示すことで、本人の問題についての肯定的な説明を示す。

リフレイミングし、治療の場の緊張を下げる。
リフレイミングの内容の文脈につられての反応。
祖母の発言機会を作るための質問。
行動の意図の説明。

内容の説明とともに、母子関係に対する介入的な意図の示唆。その意図の有効性についての結果とコメント。母子関係の問題について語ることで、治療者に対して問題の再定義を要請。

祖母の意図する母子関係のイメージを具現化するための質問。
治療者の問題の定義と祖母の意図に準じた発言。
祖母の意図を補足し、かつ修正する発言。
事実を示しながら、祖父母の問題の見方への挑戦。
本人の変化と母親の変化を相対化しながら、変化を強調。
祖母の定義と異なる問題の再定義を行い、治療者への援助を要請し、祖父母の視点と異なる養育者としての視点の必要性を強調。

母親の問題の再定義を保証するコメント。
治療者の母親への援助があったことに対応して、母子間の問題という規定を放棄し、再度父子間の問題として再定義するための話題を示す。
具体的な行動を補足的に示す。課題との関係の中での達成の度合いを評価として取り上げる。

137

祖父：朝，やんちゃ言っても時間が短くなったように思います。甘える方も前からみれば，時間が短くなったようです。
Th：全体的に見て，まぁうまくいってますかね？
祖母：まぁまぁですね。
all：（うなずく）
Th：あさってから学校始まるんですね？
父，母：いえ，明日から。
Th：明日からですか。じゃあ，いよいよですね。目標はもう決めてるのかな？
本人：うん……。
祖母：おばあちゃんはもっときつい目標にした方がいいと思うんだけど，お母さんと一緒に寝ないようにする？　罰ゲームで。あっ，それは目標じゃなかったわ。目標はどうする？

本人：考えてない。

父：明日からの目標どうする？
本人：さぁ……考えてない。
Th：君が考えてない場合はお父さんに決めてもらうことになるよ。お父さんと相談して考えてみて。
父：学校行くか？　8時に家出て。
本人：8時？　8時10分がいい……18分はダメ？
父：ダメ。8時。20分までに着かんといけんのだろ。間に合うのか？
祖母：8時20分までに着けば大丈夫なんだから10分でもいいんじゃない？
母：今集団登校だから7時50分に出ないと。
本人：うーーーーん……。
祖母：朝は早く起きるようにはなりましたけど。
父：どうする？
本人：うーーん。
母：みんなと一緒に行きなさいよ。

祖母の発言に対する挑戦で，別場面を取り上げ，課題達成とともにある程度の肯定的評価を強調。
治療者の主導権を持ち込み，評価の方向づけ。

治療者の方向づけに対する従順の反応。

具体的な心配に関しての内容の明確化。
内容の修正とともに，心配の度合いを提示。
治療の目標の一部が具体化することを前提とした働きかけで，本人へのジョイニングを行う。
ある程度肯定的な反応。
焦燥感からのルールを無視した発言。
強制力を持たせることで改善を促そうとする。
治療の場のルールや目標を再考し，内容の修正を提示。困惑をそのままに，本人の意思決定を促す。
何についての返答か，困惑と祖母への自己防衛。
具体的な内容提示の要請。
困惑と不安の増幅。
治療の場のルールを再度明示し，父子間で意思決定を行うように示唆。

具体的内容についての提示。
妥協線を探りながら，父親の意思を様子を見る。
妥協線の提示と，権限の明確化。
本人の意思で父親の要求に応じられるか確認。
本人の意思決定を促し，家族の妥協線を混乱させる発言。
父親の側に立ち，必然性を明確化。
祖母と母親の間での対立に対しての困惑。
治療者に対する援助要請のためのコメント。
意思決定の明示を要請。
困惑を示し，意思決定を父親に託そうとする。
父親を援助する発言。

第5章　治療者Hの面接の逐語録

父：7時50分にランドセル背負ってみんなと行く。家を出るのは出なさい。嫌だったら戻ってくればいいんだから。それでいいか？
本人：……うん。
父：じゃ、自分で先生に言いなさい。7時50分に家を出るって。
本人：えっえっ。（もじもじしている）

父：お父さんがかわりに言うのか？
本人：……。
父：じゃあ、今回の目標は7時50分に家を出て学校まで行く。嫌だったら帰ってくることにします。学校に行きますって言いなさい。
本人：行きます。
Th：はい。それじゃもう一度確認していいですか？　7時50分に集団登校で家を出て学校に行く。学校は正門の中までということですか。
母：もう中まで行ったらいい。そしたらきっと行けますから。友達と一緒だから。
Th：嫌だったら、いつでも帰ってきてもいいということですかね？
父：はい。それはいつでも帰ってきていいです。
Th：ペナルティーは同様でいいですかね？
父：はい、いいです。
Th：このテレビ禁止は、子どもさん達みんなも大変ですか？
父：これが一番辛いみたいですから。
本人：今日も超最悪。
Th：えっ？
祖母：今日は朝ダメでしたから。
Th：あーそうか。今日も一日テレビ観れないんだね。
祖母：妹も、お兄ちゃん早く学校行けばいいって言ってます。
Th：じゃあ、みんなの気持ちも一致団結したんですね。

具体的な行動の指示。
順序に従った行動指示と、本人の意向を考慮した対策の提示。
父親の代案を受け入れる発言。
最終決定の内容についての再確認。

これまでの立場との相違から生じる困惑を示す。
本人の困惑に対する援助的姿勢。

治療者に代わって伝えるのではなく、本人の話すべき内容についての援助。妥協線の提示・領域の明確化。明確な行動の指示・命令。
父親の意思決定を受け入れる発言。
父親の指示の下に本人が発言したルールを肯定し、その内容を家族に対して明確化する。より具体的な行動の詳細項目の確認。

父親の意思決定を母親が補足するという良好な反応。
父親の決定したルールへの再確認を父親にし、その内容を家族に明確に示す。
治療者の指示の内容に対する発言。
治療のルールを再度明確にするための発言。
治療のルール自体を父親が了承。
ペナルティの与える負荷を確認し、その有効性について再確認。
治療のルールを枠組みとして理解した発言。
話の内容に対して父親を補足する発言。
本人の発言の意図を明確にするための質問。
本人の言葉を祖母なりに解釈した発言。
ルールに従った行動と本人へのジョイニング。

祖母なりの因果律で、本人に問題を内在化させる発言をし、治療のルールを混乱させる内容。
祖母の発言に対するリフレイミング。

139

父：はい。
Th：あ，それと虫退治の方も続けていただいてますか？
父：はい，やってます。
Th：そうですか。もう少しそれも頑張って続けてみて下さい。次回は，学校が始まるということもあるので，1週間後に。
祖母：はい，その方がねぇ。
Th：質問は何か？
父：いえ，特に。
Th：ではこの辺で。お疲れさまでした。
（面接後，祖母の方より話があるとのこと）
祖母：母親側の両親が心配していて，ノイローゼみたいになっている。脳波とかとった方がいいのではないかとかヒステリックに言ってくる。私達は先生のお話を聞いて，心配ない大丈夫と思っていますから，安心してますが，向こうに話しても，やっぱり心配みたいで。
Th：もしもご心配だったら向こうの両親も来ていただいて，説明しますよ。
祖母：私，先生の本読んだんです。それにヒステリーの子に足ばたばたさせるっていうのありましたよね。そういうことする必要ありますかね？
Th：えっ，僕の本読まれたんですか。びっくり。なんか恥ずかしいな。いや，そんなことする必要ないですよ。今はちゃんとこの方法で動いてますしね。動きがなかったら別のこと提案しますよ。全然その辺の心配はいりませんよ。大丈夫です。
祖母：ですよね。今は動いてるし，先生から最初に治るって言われたんで安心はしましたし，この3週間楽になりました。一応，話は伝えるんですけどね，向こうは心配みたいでね。
Th：もし心配されてるのなら，来られるように伝えて下さい。話しますんでね。
祖母：わかりました。すいません。ありがとう

祖母との視点の一致を伝える発言。
再度，問題を外在化させるための課題の確認。

課題としての内容への反応。
問題の所在を明示せず，家族の対応を支持する。とりあえずの問題である登校日に焦点を合わせる発言。
治療者に意図が伝わったと思えたための発言。
祖母の枠組みに乗らず，治療の主導権を行使。
治療者に従った発言。
治療の終結を指示。

母方祖父母の問題に対する困惑状況を伝え，治療者に対する祖母自身の心配を明確にしないままで，治療の進め方の解説を求める要請を「母方の祖父母のため」という文脈で伝達。同時に祖母自身の困難に対する援助の要請。

祖母の発言から，「母方の祖父母への対応」だけに対応する発言。
治療者に対する信頼の根拠を示す発言。そこから自分の理解に基づく示唆を要請。

治療者に動揺が走り，どう読みとったかがわからず，困惑。祖母の発言に内容レベルで対応。
新たな対応の必要がないことの説明。
不要な課題への解釈を入れず，治療者が状況判断をしていることを明示し，不要な発言を回避する。
再度，治療者の課すルールの意図が理解できないことに対する間接的な心配の表明。
祖母が困っていることを治療者に伝えるための発言。
祖母の困難に対する援助の立場の表明。

治療者の援助の方法の了承。

ございました。

小考察③　第3回面接の治療的な文脈について

（1）治療全体の中での治療者の動きについて

さて，状況設定がおわかりいただけたでしょうか。新学期の直前，不登校児にとってみれば，死ぬか生きるかの瀬戸際の時期です。にもかかわらず，治療者は淡々とこの形式の面接を続けています。それも，前回と同様の治療システム内のルールをより厳密に押し続けています。

話題としては，「結果をお話し下さい」「虫退治の方は？」「罰ゲームは？」と，初回面接で提示されていた課題とセットになる質問だけです。そして，前回同様「今回の目標は？」と父子間で新たな課題設定を迫り，より明確に父親の家族内での立場をはっきり浮き出せるようにしています。それは，前回と違って2週間の間の報告を父親がしはじめますが，その後祖母が主体的に話をはじめているからです。何でもない偶然のようなやりとりなのですが，このようなやりとりが偶然であっても繰り返されることは，家族内のルールが次第に決定され続けることにつながってしまうのです。

家族療法やシステムズアプローチ，ブリーフセラピーなどに興味のある方々にとっては周知のことでしょうが，このような何気ないやりとりがさも当然のように起こることの示す意味は小さくないと考えます。そして，そのやりとりが繰り返されることによって，さもそれが当然であるかのように受け取られてしまい，いつの間にか意図しないような家族内のルールが暗黙の内に決定されてしまうのです。

治療システムでも同様に，治療者がこうした何気ない動きを見過ごしてしまうことは，できる限り避けなければなりません。なぜなら，治療という場においてのコントロールは，治療者が掌握するということを初回面接の段階で家族から移譲され，治療者がその責任を負っているからです。

（2）治療の最後に提示された話題について

さて，この面接の最も難しい判断となったのは，最後に提出された話題なの

かもしれません。そもそも「話題の提示者」が祖母であること,「話題の対象者」が母方の両親であること, 祖母と母親の対立的相互作用が初回と3回目に提示されていることなど, 判断の基準に困難を感じざるを得ない部分が大きくあります。

　祖母が話題提示者であることの問題とは, 祖母が面接の中で影響力を大きくすることが, 必ずしも適切ではないからです。それは, 初回段階から「世話焼き」としてみればみられる行動ではあっても, それぞれが他者に対して批判的であったり, 恣意的・戦略的な部分を感じざるを得ないからです。したがって,「祖母の発言」に乗るということは, 慎重にその内容などを検討すべきだからです。

　そして, 祖母が提示した内容は, 母方の祖父母がノイローゼになるほど心配しているのだということです。これも考えすぎでしょうが, ある面では「母親への非難」の代償行為としてみることもできるかもしれません。初回面接で治療者から「一切の家族関係は無関係」とされているため, 直接的な攻撃の理由を失っているからこそ, と考えることもできるのです。そのため, これまで話題として登場していない母方の祖父母という立場を示すことによって, 母親に対する批判の種を撒こうとしているのかもしれないのです。

　また, 母親との対立的なニュアンスがある以上, 祖母の心配を直裁的に受け取ることが適切かどうかは, 慎重に検討すべきことかもしれません。単純に母方の祖父母が「不安」を繰り返し訴えているのであれば, それを受け取っている祖母にとっては, たいへんな苦労となっているはずです。困っているのが子どもであったとしても, その子どもへの対応の指標が見えない限り, 関与している人たちにとっての「安心材料」は, どこからも示されていないのですから, 仕方のないことかもしれません。

　しかし, 関係者の中で認識の差が生じるとすれば, それは進みはじめた治療にとっては余計なものとなりかねません。問題に対する理解と対応に関する指標を, 一定のコンセンサスの中に留めるためには, 最も簡便な方法が直接的な対応によってコンセンサスを再度作り上げることです。

ここではこのような形で話題が提出されていますが、治療の進みはじめた段階で必ず治療者が確認すべき事項でもあります。治療の初期に作り上げたコンセンサスは、初期段階であるからこそ、一定の枠組みの中に留まっていますが、日常生活の中であれこれと起こってくる出来事に対して、何気なく対応しているうちに、その意味や枠組みが変更されてしまいかねないからです。そこには作為的にコンセンサスを改めようという意図や意味があるわけではありません。むしろ、日々の生活そのものが個々の枠組みによって構成されている以上、その一部分が治療によって変更された場合、常に変更したままで留まることはありません。むしろ、このような形で辻褄の合わないことが起こることが当然です。したがって、このような要請が提示されるか否かにかかわらず、治療者としては常に初期段階で提示した枠組みがどのように再構成されているのかに気を配るべきだと思われます。

面接記録その④ 第4回面接

本人,両親,祖父母,母方祖父母,弟,妹来院

Th:今日は大人数ですねぇ。入れるかな。えっと、こちらはお母さんの御両親ですか?

母方祖父:はい、そうです。

Th:遠慮なく、いろいろ質問して下さいね。だいたいのことは聞かれてますか?

母方祖父:聞いてないです。でも、まぁ後で質問しますので、進めて下さい。

Th:じゃ、後で質疑応答ということで。まず、この1週間の様子を教えて下さい。

父:朝は良くなって、起きるようになりましたし、きちんとするようになりました。目標の学校へ行くというのは今日だけしかできませんで、それ以外は全部ダメでした。今朝は、雨、風が強かったので、私が車で学校の近くまで乗せて行って、門のところまで行きまし

参加者の変更に対する再度のジョイニング。まず確認から反応を伺う。

治療者の配慮への良好な反応。

治療の進め方に関するルールの更新。治療のルールの理解についての質問。

内容に対する反応。来談意図と治療の進め方の二重性を明確化し、治療者に権限を預ける発言。

母方祖父の意図に準じたルール設定。治療の中での主導権が移動したかを確認。

前回の父子間のルール設定についての内容の報告と、その達成度が高いことによる自信の表明。一方では、登校に関しての課題の困難さの表明。

課題達成に対しての具体的な父親の援助方法の提示と、その達成の度合い。

たが，中には入れなかったです。
Th：今回の目標は高かったということですかね？
父：結果的にそうですね。
母方祖父：教室入らんかったんか。なんでだ？

本人：うーん……。
Th：ペナルティー大変だったでしょ？　ずっと続いて。
母：下の子がダメでしたね。観たいものが観れなくて。それで夜中に泣き出してしまって，それで少しおまけして観せてやったんです。
Th：おまけでね？

母：朝は調子が良かったから，おまけということで。
Th：他に何かありましたか？

本人：僕ない。
弟：いつも学校行くの嫌だって言ってる。休みじゃない時に。

本人：でも休みの時はちゃんとしてる。
弟：休みでない時暴れる。それでテレビ観れなくする。
本人：やめろー。(弟にむかって叩いたりしている)
祖母：やっぱり，学校の話すると嫌がりますね。

Th：さて，ここは思案のしどころですね。みなさんの意見をうかがいましょう。学校に行くという目標になってから勝率が下がっていますね。これから進む方向としては2つあります。1つは，何がなんでも学校へ行く目標で押し通す方法。もう1つは，学校に行くのは少し待ってみて，学校以外のことを目標にしていく方法。この2つのどちらでもいいで

父親の発言の文脈に合わせた発言。

治療者の支持に対する素直なコメント。
ルール設定の破棄を表明する発言で，場が困惑。
責任を負わされることの危険性を察知。
母方祖父の発言以降の文脈を変更するための発言。
従来の治療のルールに準じた発言であり，母方の祖父のルール破りを抑制するためと，面接の場の雰囲気を変えるための発言。
母親の切り替えに乗り，治療のルールを再構成。
治療者に対する良好な反応。

治療の文脈を変えるため，他からの発言を要請。
場の雰囲気を察して，緊張緩和のための発言。
本人の発言に対する挑戦として，秘密を暴露する発言をし，問題を本人の責任とする文脈を構成。
肯定的側面を強調し，弟に反発。
問題を兄のものと規定し，自らを被害者と発言。
弟の発言を抑制できず，行動化する。

本人を避難・保護する発言で，場の緊張を緩和。
膠着していることを了解。再度のコンセンサスが必要なことを促す。現状についての明確な指標として「勝率」を提示。その対応として，選択肢があることを示す。変化の焦点を「学校に絞る」か「行動に絞る」かの選択。

いずれの方法も変化を要請するもの。関係者

第5章　治療者Hの面接の逐語録

す。みなさんが納得される方向であれば構いません。できるだけ参加者全員が，こっちでいこうという方がいいです。
本人：えっ，僕も？
Th：もちろん。
祖母：学校へ行くのと，もう1つはなんですって？
Th：家の中でできること，手伝いとかなんでも。まだ学校行かせるのは早いと思えるならね。もちろん学校行くというのであればそちらでもよし。
祖母：学校には行かせず家で勉強させるか，学校行くかということですね。学校行って欲しいのは山々ですけど，虫のことでもあるからなかなか無理には……。先生の経験的にはどうなんでしょうか？
Th：経験的には，みなさんの気合いひとつですかね。
祖母：はぁ……。
Th：家族の意思ひとつでしょうかね。誰か1人が不安になると足並みが乱れます。それなら始めからゆっくり進んだ方がいい。全員がやってみようじゃないかというのなら，思いきって登校を勧めてもいいと思います。
祖母：でも，そうなった時には症状が……。
Th：よく出ます。
祖母：ですね。それが1つ問題……。
Th：症状が出たからと手を抜くと，虫が味をしめて症状を使ってくる。ご家族にはこれを押し切るくらいの根性が要りますよ。大変なことです。ペナルティーをもっと強烈にするということも必要かもしれません。本人が学校に出ないと，家族中みんな外に出れないとか。
祖母：それはちょっとできないですね。
Th：できないからこそ学校へ行かせるしかない。

が納得できる変化の過程を選択するように促す。いずれであっても変化を要請していることを支持する。
　選択の権限を持っていることに驚く。
　当然の権利・責任として理解させる発言。
　意図しない内容のため，治療者の示した内容確認。
　再度，内容のついてより具体化して話し，それぞれの内容の優劣をつけない。

　治療者の意図を祖母の枠組みで捉え直し，今後の家族の主導権を維持しようとする。現状の関係の中での矛盾する立場の表明。
　意思決定を治療者に移譲しようとする誘いかけ。
　ルールへの補足説明で，祖母のルールを破棄。

　求めていたものと異なることに困惑。
　明確なルールに関する指示。それをより具体化しながら，矛盾する立場への対応をそれぞれ具体的に示す。まず，家族の意向に添った説明をはじめる。

　予期できる反応を述べ，治療者に挑戦する。
　予測に対応した反応。
　治療者の意図を理解していることを明示。
　治療者の意図が別の所にあることを示し，虫を使って説明。それに対する家族の心構えを具体的に示し，その際の反応を抑制する方法としての家族の負荷との関連を明確化。
　達成不可能なほどの負荷の具体例を示し，家族の心構えの程度を示す。

　そこまでの意思がないことを即座に示す。
　決定に関する責任の重さを指摘し，行動を具体化。

145

祖母：先生の言う意味はわかります。暴れても何しても学校へ連れて行くということですね。

Th：何が何でも学校へ行かせるというのを目標にするのであればね。決まったことは必ずやらせる。虫になめられないためにも，覚悟を決めて虫退治をする。それが無理そうならば目標を下げたらいい。少なくとも勝ち越す。できれば全勝できるくらいの。低い目標でも勝ち癖をつける。「学校に行くようになった」ことがよくなったことではなくて，虫に対して勝ち癖をつけることがよくなることと考えてください。

祖母：職員室までででも行けたらいいと思いますが，学校の先生の協力を得てやっていくというのはいいんでしょうか？

Th：もちろん。でもまずご家族の方針を決めてから。

父：まぁ目標としては……私は朝早くていないですから，今日はたまたまいたから連れて行ったんですけど，以前ここに来る前より車の中の態度なども違ってきていて効果はあると思います。だから目標は同じにしたいと思います。私ができるだけ連れてって，できれば中に入る。集団登校ではなくて，それはパスして，誰かが連れて行くということで。

Th：正門まででオッケーですか？

父：はい。

Th：かつゆき君，いいかい？ 集団登校はなしで，とりあえず正門まで，朝，家族の誰かに付き添ってもらって行く。どう？

父：どうする？ それだったら学校までは行けるでしょ？

本人：うん。

父：言いなさい。どうする？

治療者の指示として話を受け取り，誰かにその責任を負わせるための文脈形成。

治療者の指示という枠組みを除外し，仮定の話題として位置づけながら，他方，子どもに対する対応として表れるルールをより厳密に明示。

別の家族の期待する選択肢を提示し，それをより具体的に示す。そこでの必要な条件設定を明確にするために，虫を用いて状況説明を続ける。

目標を可能なものに変えることで，家族の現状に合わせようと模索しようとし，結果的に家族内の主導権を掌握したままのルールに基づく行為を繰り返す。

内容に同意しながら，ルールに注文をつける。

治療者の「家族の方針」という言葉に促され，家族の主導権を握るための発言として，現状の家族内での本人への働きかけを分析し，ある程度達成できている部分を評価。そこから目標設定を決定。

具体的な対応について，家族全体が納得しそうなポイントを模索。本人への負荷の程度を明確にしながら，家族のコンセンサスを取りつける行為。

決定を支持し，内容をより具体化する。

内容での同意。

父親の意思決定を補足し，より詳細な行動内容を示しながら，父子間の決定を促す。

意思決定の主体者として，本人に内容の同意と動機づけを明確にする行動。

良好な反応だが，場面回避的で動機づけが不明瞭。

より強硬な意思決定を促す発言。

第5章　治療者Hの面接の逐語録

本人：うーん……。
祖父：毎日学校まで行けるって，言ってみなさい，自分で。
Th：あの……，前にも言ったけど，目標以上のことはしなくてもいいのよ。決まった目標に対して虫が足引っ張りに来る。しんどいからやめろって。そこのところで虫に勝つ経験を積むことが治療。決まったことはこの子は確実にするな，家族も応援してるなって，虫が知ったら必ず逃げる。
祖母：今日できたでしょ。今日自信ついたって，かっちゃん言ったでしょ。行けたんだから。
父：学校の門まで続ける？　ん？　返事しなさい。
本人：うん。
父：どうする？
本人：（しばらく沈黙）

父：どうするの？
本人：できない。
父：できない？
本人：うん。
父：他のことがいい？

本人：わかんない。
祖父：学校まで行く。
祖母：誰かが連れて行っていいんだよ。明日おばあちゃん休みだからついて行ってあげるよ。どう？
本人：うーん……。
父：やってみるか？　また門に行くの。朝8時に家出て。どう？　今日はできたでしょ。やってみる？　家出るまではできるようになったろ？
本人：はぁ　　。

父：お父さんは学校の門まで行って欲しい。ど

父親の意思を理解し，状況設定を再考。
本人の言動に対しての場面回避のためのコメント。
本人へのジョイニングと援助の役割を再現し，父子間の意思決定のルールを固める。本人の意思決定の意図を家族との関連の中で伝え，負荷を除去しうる対象を特定していく。

表面的な意思決定を促しながらも，本人を保護するための発言。
ルール決定者として本人と関わる意思を示す行為。
明確なルールに則った反応。
具体的内容について明確化を迫る。
場面回避のためと意思決定できない状態を表明。
再度，具体的内容について明確化を迫る。
意思を示すことを選択し，明確に返答。
課題の内容による負荷について確認。
明確に意思表示。
他の内容についての検討を促すための援助的発言。
突然の選択変更に対する戸惑いと困惑。
表面的に意思決定を促すための発言。
祖父を追随し，代理案を提示して意思決定を促しながら，本人を保護するための発言。

内容に対する困惑。
再度，主導権を明確にし，父子間の意思決定を促すための発言。本人の自信回復のため，可能であったことを明確にする。

父親の提示内容に促されるが，基本は場面回避。
明確に父親としての意思を提示。その中で意

うする？　ん？　やる？
本人：ん？
父：お父さんと朝8時に学校の門まで行って帰ってくる。かつゆきは学校の門の中まで入れ。ちゃんと8時に家を出て，門まで行く。やってみる？
母方祖父：どうして黙ってるの？
本人：できない。
母方祖父：今日はできたでしょ。
本人：行けない。
祖母：校門までだよ。
祖父：先生に言ってみ。まっすぐ向いて。
父：他の目標がいいの？
祖父：先生，ちょっといいですか？
Th：ちょっと待って下さい（父親に先を促す）
父：どこまでだったら行ける？　決まった時間に，8時なら8時に出ないけんよ。じゃ，神社までだったら行けるか？　今日できたのにできんことはないでしょ？　半分は学校行きたいでしょ？　外に出れんの？
（沈黙，盛り下がる雰囲気）

Th：お父さん，ちょっといいですか？　1つだけ教えて。虫がね，何か決まるのを邪魔するのに，好んで使う手のひとつに，沈黙作戦があるんです。黙りこむもんだから，周りが耐えられなくなって，もういいわとなる。結論が出ずに，うやむやになるパターン，家でもありますか？
母：家では元気です。自分で決めれないことがあって，お父さん決めてと言ってきたりはしますけど。
Th：オッケイ，オッケイ。お父さん，ここも必ず結論出して下さい。

父：8時に家出る。できるか？

思決定するように促す。
場面回避。
より具体的に達成可能であった内容に合わせて，目標を具体化する。ルール設定をよりはっきりさせるための発言を急ぐ。

本人を非難することを前提とした発言。
自分の意思を明確に示す。
より強く本人の意思決定を促そうとする動き。
自分の意思を明確に示す。
代理案を提示しながら，本人を保護する発言。
より強く場面回避を促す発言。
本人が考えられるように，方向の違った援助。
場の緊張緩和のために治療者を巻き込む発言。
祖父を制止し，ルールに則って父子交流を促す。
主導権を移譲され，本人の可能な目標の内容を具体化するための話。より具体的な内容を提示し，本人の反応が返って来やすいようにする。

反応をせず，場面の動向をそれぞれが様子を見る。
場の緊張を回避するルールを家庭でどのように処理しているかについて情報確認をするための説明を虫を使うことで本人の問題から外在化する。
面接の場で起こっていたことを象徴的にわかりやすく説明しながら，父子間のパターンを確認。
父子間の家庭内でのルールを示し，父親が本人の意思決定を促す力があることを表明。

父親の関わり方を支持し，具体的な意思決定の目標を明確に示すことで，他の関係者の介入を阻止。
主体者としての行動を示し，可能性のみを問

第5章　治療者Hの面接の逐語録

本人：(首をひねる)
父：今日はできたぞ。お父さん，いっぺん家帰ってくるから，お父さんと一緒に家を出よう。学校に向かわなくても8時には家を出る。ランドセル持って……。ちゃんと上向いて！今日はがんばったやないか。ちゃんと8時に家出たぞ。これからも，歩いてでも車でもいいから，8時に鞄持って家を出る。それならできるでしょ？　ハムスターの世話や着替えもみんなできるようになっただろうが。かつ，今度の目標は8時に家を出る。学校じゃなくてどこでもいい。どんなところでもいい。1週間，お父さん8時に帰ってくるけん。それでいいか？
本人：うん。うん。
父：する？　8時に鞄持って，家を出る？
本人：うん。
父：それにする？
本人：うん。
父：じゃ，言いなさい。

本人：8時に家出る。
Th：いいの？　鞄持って，お父さんと？
父：はい。
Th：お父さん，仕事大丈夫？
父：はい。携帯とかあるんで大丈夫です。
Th：行き先は学校と限定しなくてもいいのね？
父：はい。
Th：それじゃ，とりあえずそれで。1週間先にまた。
父：はい。

Th：で，ペナルティーはどうします？
父：さっきも話しましたように，弟が文句言ってるんですよ。ポケモン観れないとか。それ

う。
あいまいな意思表示。
本人の可能性を支持。父親が援助者として機能することを示しながら，父親を援助者として認めるように要請。
この場での本人の行動を指示し，父親の意思の硬さを示す。再度本人の虫への対応の可能性を支持し，より具体的な目標を示す。
より広範な本人の改善の部分を指摘し，父親が援助者であることを売り込み続ける。代理案としての新たな選択肢へ内容をシフトし，「虫に勝ち続ける」ことが目標であることを示す。
父親が具体的な援助行動を示し，代理案を受け入れることを促す。

父親の代理案を了解する。
具体的な行動に本人の決定内容を置き換える。
父親の意思に対する了解。
再度，目標内容の確認。
父親の意見への了解。
意思決定した内容を明確に言語化するように促す。

意思決定の表明。
父親の動きに合わせて，本人への内容の確認。
本人を援助する動き。
決定内容に対する父親の行動の確認。
治療者の配慮に対する返答。
目標に対する具体的内容の確認。

決定内容に対する明確な返答。
父子の目標設定の終結。内容の変更のルール設定。
主体者としてルールを掌握していることを明示。
目標に対応する家族ルールについて確認。
場の主体者として状況の全体像を説明しながら，他の家族の意思を了解していることを伝え

に謝っているんです。ごめんって。悪いと思っているようです。けど思っててもできないでいる状態なので，同様でいいです。

Th：目標，土日はどうされます？
父：含みます。
Th：わかりました。じゃ土日もということで。えっと，せっかくおじいちゃん，おばあちゃんにも来ていただいているので，質問があればどうぞご遠慮なく。
　　（母方祖母，子どもたちを退室させる）
母方祖父：今，私達が一番心配しているのは，今は不登校という状態ですよね。それには家族みんな心配しています。なぜ行かないのかってことですね。機嫌がいいときに約束するといい返事をするんですが，でも朝になってカッとくると，やめたと言って約束がふっとびます。そうなると話しかけても受けつけてくれないし，お母さんが押さえ込んでおかないかん状態になるんです。側の者が言っても聞きません。今はまだいいけど，中学，高校になって体がでかくなってきたら大変になりますよね。この状態がどこから来てるのか，これが治るのかが知りたいんです。
母方祖母：暴れてるときが普通じゃないんですよ。一体どうなってるんだろうって心配になるんです。
Th：ご心配，よくわかります。お二人にもぜひ安心していただきたいので，かつゆき君の状態をですね，今までは子ども向けに「虫」などと説明してきましたが，今度は大人向けの説明しましょう。おじいちゃんのおっしゃるとおり，一番の問題はですね，学校へ行くかどうかということより，それ以前に頭で起きていることがポイントなんですよ。ちょっと絵を描きますけど，かつゆき君の頭の中でこういうことが起こっているんです。これ，

る。
　本人の家族ルールに関する意図を伝える。
　家族ルールを設定することについて明確な意思表示をし，家族の決定権を印象づける。
　父子で決定した目標の再確認。
　家族の決定者としての発言。
　決定者の立場を尊重。
　母方祖父母へのフォローを行うことを明示し，治療の流れを分断する。
　話の内容に応じた対応。

　問題の定義づけについての説明。
　問題と家族との関わりの明言。
　問題の因果律に対するこだわりの表明。問題の具体的行動の説明。

　コントロールが不可能であることの表明。
　現状ではなく，未来に対する予期不安の表明と，状況変化によって対応が不可能になる。問題の原因の明確化と，明確な改善の可能性の有無についての要請。
　問題行動の部分を取り上げて強調し，理解できないことの不安を示す。

　共感とジョイニング。これまでの説明と異なったより高度な説明を行うことを示し，「虫」の比喩の説明を行うことを明示。

　主導権を持っている母方祖父の枠組みに合わせて，問題の再定義付けを行い，不登校ではなく不登校の原因を明確にすることからはじめる。
　絵を示すことによって象徴化し，よりわかりやすくする。

第5章 治療者Hの面接の逐語録

かつゆき君としますよ。
　脳の表面には複雑な回路が張り巡らされているんですよね。この薄皮一枚のところにね。で，外からいろいろな刺激が入ると，この回路を通って情報処理し，結果いろいろな行動を起こします。ところが……，この情報処理システムに故障が生じると，ある特定の刺激が入ってきたときに，こんなふうにぐるぐるぐるっとなってしまうんです。鳴門の渦潮のようにね。で，この渦巻きの状態になってしまった結果出てくる反応は，もはや普通の状態のものではありません。例えば暴れるとか泣くとか，そういうことです。こういうことが，かつゆき君の頭の中で起こっているんです。しかし，これは怖い病気ではありませんから，必ず元に戻ります。まさに，今我々がやっている目標とかペナルティーはこの状態を少しでも正常な状態に戻すためのこと。ぐるぐるっとなっている状態からもとに戻す，そしてその状態になりにくくするためにやっているんです。そのためにはかつゆき君が成功体験を積むことが大切。ぐるぐるなっている状態に陥らないですんだという経験を繰り返すこと。そういうことをやっているわけなんです。

母方祖父：よくわかりました。先生こんな状態は治るんですか？
母方祖母：何か検査をした方がいいと思うんですが……。
Th：検査？
母方祖母：私達からしてみれば，どこかに異常があるとみているので，脳の神経とか……。
Th：実際，脳の深いレベルで何かが起きているとすれば，もっと大変なことになってます。でも現在のところのかつゆき君を見ている限り，その心配はないと思います。100％言い切ることはできないけれど，今の時点では大

脳生理学に関しての説明を行うかのような形を取り，医学的な説明であることを強調する。

一定の相互作用の悪循環を説明するため，「鳴門の渦潮」という新たなメタファーを持ち込む。

悪循環の中で起こっている行動は，逸脱したものであるとことを表明し，脳生理学的反応として行動を捉えられるようにする。

この脳生理学的な異常を軽度であり，ある程度改善可能なものであることを明言。現状の目標や課題と，これらの異常の関連性について明確に示し，現在の対応の正当性を理解しやすくするようにする。
成功体験と問題の改善の関係を明確化。

治療における進展を明確に位置づけるための発言。

治療者の説明した枠組みに対する良好な反応。改善の可否についての明確な言明の要請。
　異常を明確に理解したいがため，思いつく限りの方法を提示。
　専門的な立場に対する挑戦として反応。
　脳生理学的な異常についての共有とともに，それを深刻に受け止めていることを明示。
　「表面で起こっている問題」としたことを利用し，異常行動との対比を示し，問題の深刻化を回避。治療者が専門的な判断した状態であることを示し，改善について明確にすることで，不安材料を排除するための発言。

151

丈夫です。
母方祖父：その点が心配だったんです。大丈夫と言われるのなら安心しました。
Th：実際，朝はどうなの？

母：まだまだ6時半まで添い寝して，起きるころにはぐずってますけど，ここに来る以前に比べたら落ち着いてますよ。
Th：あぁ，そう。うん，うん。

祖母：先生，私はね，こう思うんです。としこさんがね，もっと優しく接してやったらいいと常々思っているんです。仕事から帰ってきたら，ただいまと言ってぎゅっと抱きしめてやるとか……。
母：なにも人が見てる前でわざわざしなくてもいいですよね。
祖母：いえ，やっぱり子どもには誉めてやるときときちんと叱るときとないといけないと思うんです。この前も，としこさんが……。
Th：としこさんって，お母さんのこと？

母：はい，私です。
祖母：お母さんのことですけど。私，としこさんのお母さんに対してもとても失礼だなって思うようなことも言ってきました。本当に失礼だって思うんですけど，やっぱり子どもに対しての母親のあり方っていうか，その辺のところ，先生どう思われますか？
Th：いや，私は子育てのことは全然シロウトで……
祖母：この前もテレビ見てましたら，こう言われてたんです。○○先生という方，御存知ですか？
Th：いえ，知りませんけど……。
祖母：その先生が，子育てするときには，親は甘えさせるべきときは甘えさせて，叱るとき

不安を再度表明。治療者が改善を言明することによって，安心したことを表明。
母方祖父母から話を変え，改善した部分に焦点化。
問題の残存状態を示しながらも，その行動が改善していることを明示。

改善に言及され，対応が良好であることを示す。
問題の定義についての再検討の申し出。母親の対応に対する問題の定義づけ。その問題に対する改善の仕方について具体的に言及する。

祖母の枠組みに対する反発。

母親の反発に対する対抗意見の提示。
より具体的な内容に入ることで，自分の意見の正当性を強調しようとする動き。
祖母の発言を一時的に遮断し，話題の転換を要請。
治療者を味方につけようとする動き。
同様に治療者を巻き込むための動き。自分の発言が不適切な意味を持つことを理解していることを述べ，他からの制止を抑制しようとする。
母子関係のあり方について，治療者の意見を明示することを要請。

祖母の要請を回避し，明言を避ける。

自分の意見の正当性をマスコミの権威を利用しようとする。治療者を巻き込む発言。

祖母の用いようとする権威を拒否。
権威的意見と同様であるとし，自らの問題の定義の正当性を強調。

第5章　治療者Hの面接の逐語録

にはきちんと叱らないといけないっておっしゃってまして，私もそうだなぁと思ってみていたんです。私も息子をね，育てていくときには，褒めるときに褒めてというふうにしてきましたんでね，としこさんももうちょっとそういうふうになってもらいたいなと思ってるんです。
母：……。
Th：あーなるほどね。ところでお母さん自身は，最近だれかに褒められたことってありますか？
母：ないです！！　全然ないです！！

Th：あー……，褒めるっていうのはね，けっこう伝染するんですよ。人に褒められると自分も誰かを褒めるという具合にね。
祖母：ですからね，先生，昨日もとしこさんが上手にかっちゃんとやってたんです。だから私，それ見て，としこさん上手にやってるじゃないってきちんと褒めてあげたんですよ。
母：褒められてません！
祖母：先生，先生はどう思われます？　やっぱり，褒めるときには褒めてというふうにしていった方がいいんですよね？
母：私はそこまでしなくても分かってくれてると思うんです。
（父親はこのやりとりを目を閉じて無視している様子）
Th：いやぁ，さっきも言いましたようにね，僕，子育てについては全くのシロウトなんです。どうしたらいいかなんて，おこがましくって言えませんよー。だって，お母さん子ども3人育ててきてるでしょ。おばあちゃんは？
祖母：私も3人です。
Th：ね。僕なんかたった1人ですもん。かないませんよ。

権威を保持，自らの体験に基づいて同様の対応を要請していることを強調し，息子の有能な部分と結びつける発言。

祖母に対する挑戦の困難さを表す態度。
祖母の意見の内容についてのジョイニングとそれに対抗できるような事実の確認。

治療者の意図に従った祖母への挑戦のメッセージ。
祖母の持ち出した「褒める」ことについての別の立場からの説明を持ち込み，祖母の発言の無効化と祖母と母親とのヒエラルキーへの介入。
治療者の発言に準じての対応がすでになされていると述べることで，治療者を巻き込み，母親の挑戦を退けようとする。

祖母への直接的な挑戦。
母親の逆襲に対して，内容の重要性を強調し，治療者を巻き込むための発言。

祖母と異なる意見を提示し，治療者を巻き込むための発言。

子育ての指標を示す権限のないことについての発言。
発言できないことの正当性を明確に示すため，祖母と母親それぞれの子育ての経験を利用しようと，質問を投げかける。

質問内容に対する反応。
発言権のないことの正当性を強調。

153

祖母：いえ，でもね，先生。先生はこういう専門でおられるのでね。

Th：いや，ホントに子育てについてはお手上げです。お父さん，助けて下さい。家ではいつも，こういうときどうしているの？

父：いやー。（と言って口を押さえる仕草）

Th：あっ，黙っておられるのね。よし，それじゃ僕も黙っとこ。

祖母：フフフ（笑）

Th：はい，それじゃ，今日はこの辺で。

祖母：先生，これはちょっとおみやげ。いつもお世話になってますので。

Th：いや，どうも……。こんなことなら子育てについてもっと勉強しとけばよかった。

all：（笑）

Th：お疲れさまでした。

　　子どもへの対応の専門性を強調し，祖母と母親のいずれの見方であるかを明示することを要請する。

　　子育てと治療を弁別。対立の巻き込まれないように父親に援助を要請。家族のパターンに準じた対応を試みようとする。

　　治療者の困惑を理解しながらも，巻き込みを拒否。

　　父親の行為への意味づけ。その行為を利用したユーモラスな回避策。

　　追求の断念。

　　治療の場での相互作用を抑制するため，終結宣言。

　　別のニュアンスでの治療者への巻き込み行為。

　　治療の有能さと，子育ての有能さが異なることをユーモラスに再度強調。

小考察④　第4回面接の治療的な文脈について

　さて，ここでは様々な面でのポイントがあります。読み流すと何でもないことのような流れの中の出来事なのですが，それを軽々しく扱うと治療的には痛い目に合いかねないほど，大きな意味を持っています。順を追ってそれを見ていきましょう。

（1）治療の中での表面的な方針の変更

　ある程度順調に進んでいるかのような治療の中でも，患者・家族にとっては「行き詰まり」を感じるような状況が生まれることがあります。トントン拍子に問題が改善すればいいのですが，ある程度の改善と共に，その段階から変化が顕著には起こりにくくなってしまいます。変化が起こらなくなることに対して患者・家族は敏感で，あまり放置しておくと，「自分たちの対応のどこに問題があるのか」と考え込んでしまうことになります。その上，新たな原因を探

し出し，それに基づいた役割を演じることにもつながりかねないのです。

　ここで治療者は，微妙な言い回しで変化の起こらない要因について述べています。それは，「ここは思案のしどころですね。みなさんの意見をうかがいましょう。学校に行くという目標になってから勝率が下がっていますね。これから進む方向としては2つあります。1つは，何がなんでも学校へ行く目標で押し通す方法。もう1つは，学校に行くのは少し待ってみて，学校以外のことを目標にしていく方法。この2つのどちらでもいいです。みなさんが納得される方向であれば構いません。できるだけ参加者全員が，こっちでいこうという方がいいです」という部分です。これは，「学校に行くという目標」と「勝率が下がること」の関連づけを行いながらも，その原因や理由については一切触れていません。なにより，「問題である」といった言い回しではなく，「勝率が下がる」という言い回しによって，比喩の中で話すことになり，「虫に勝つこと」という目標を意識させていることになります。その上，直後に具体的な解決の方向性を示すことで，「勝率が下がること」への解決策を提示していることになります。このような提示のされ方をすれば，家族は知らず知らずのうちに二者択一を余儀なくされますが，それもいずれを選んでも相談の主訴と関連した内容となっているのです。そして，「できるだけ参加者全員の意思決定」を前提とすることで，参加者間の意思統一を要求していることになります。

　この働きかけに最も驚いたのは，本人でした。自分の問題で相談に来ている中で，自分の考えた解決策も要求されているのだということは，大変不思議な感覚になってしまいます。しかし，この働きかけは重要です。これまで「家族のコンセンサス」というと，患者を含まない中でのコンセンサスであるとされてきたと思います。それは，「患者が問題解決のための方法に積極的に関与することは少ない」と考えがちだからです。どうすれば問題を解決できるのかについての意見を述べられるならば，それを実行すればいいと考えるでしょうから，患者からこのような意見は出てこないものだと考えられてきました。しかし，このような患者をも含めた中でのコンセンサスを作ることができるならば，以後は容易に問題を解消できるだろうと考えられます。

また，別の面で見るならば，このようなコンセンサス作りに患者が協力しないという場面が生まれれば，それはそれで治療的に大変有効な場面構成となります。それは，この場でも少し表れましたが，患者と家族との間で繰り広げられてきた相互作用が面前で再現されるということになるからです。そして，治療者が行うべきことは，その相互作用に直接的に介入していくことなのです。

（2）治療の中の重要な枠組みを維持し続けること
　治療においては常に治療者の面前で様々な相互作用が生まれていますが，その相互作用も常に同等のものではありません。様々な対話の中でそれぞれの言葉や枠組みの意味がいとも簡単に変えられてしまいかねないものとなります。治療者としては，それぞれの言葉の意味について，常に注意を払わなければなりません。特に「登校」という相談の核心的な部分についての話になる場合，それぞれの立場によってその意味は曖昧な扱いを受けかねないのです。
　たとえば，「登校させること」を前提として話が進みながらも，話が長くなればその仮定がまるで現実であるかのような錯覚が生じます。そこでは「何をやってもダメなのだ」という雰囲気が蔓延しがちであり，治療の場の雰囲気も重苦しいものとなりがちです。しかし，その雰囲気をどのようにすべきかは，全て治療者の責任だといっても過言ではありません。それは，祖母と治療者が登校を巡る子どもの反応についての話をする中で，雰囲気が重くなっている場面がありました。そこで治療者は，「何が何でも学校へ行かせるというのを目標にするのであればね」と，ここまでの話の前提を再確認できるようにします。そして，再度治療の目標が何であったのか，「虫に勝つこと」であることを強調することで，「登校する」という話題にそれまで張りついていた様々な意味を変え，再度「虫によってこの状況が作られているのだ」という枠組みを強調しています。そして，「『学校に行くようになった』ことがよくなったことではなくて，虫に対して勝ち癖をつけることがよくなることと考えてください」と治療の場での目標をはっきり示すことによって，「登校」という表面的な話題から，変化のために必要な「虫に勝つためのコンセンサス」という治療者の意図した方向が明確になるようにしています。

この一連の作業は何気ないことなのですが，明確にしておかないとせっかくの最初に変更した治療システムでの相談の目標設定が台無しになってしまうのです。患者・家族は意図的に治療者の枠組みを壊そうとしているのではありません。彼らは彼らなりにそれまでの対応と同様にあれこれ話をしているだけであって，そこにたまたま「登校」という話題が登場したからこそ，過去の家族の中での会話と同様の雰囲気に流されてしまっただけなのです。

（3）面前の相互作用に働きかけること
　さて，父親と子どもの対話が緊張感をはらみながら続いていますが，それに祖母や祖父があれこれと入ってきています。これは日常的にも見られたパターンの再現風景です。
　家族には家族なりのパターンを守るための意識しない様々なルールが設定されています。そのルールは，結果的にそれまでの家族内の相互作用を一定の緊張感の中に保つためのものであって，パターンそのものを維持するためのものではありません。いわば，家族内のある人から見ると別の二者間の対話における緊張感は，危険なものであると意識されるかもしれません。これ以上緊張が高まると，トラブルになったり，決定的な断絶を引き起こしたりしかねないものとして感じられることになります。ある程度までの緊張感の高まりについては，必要な話し合いの内容であれば少しは許容されるかもしれませんが，それも限度があるのです。その限度だと誰かが感じたことによって起こる動きが，結果的に家族の緊張の閾値を一定の範囲で保つこととなっているのです。
　治療者はこの一定の閾値の中に留まり続ける家族の相互作用を危険のない範囲で超えるように援助することが有効です。方法論的な名称としては，コンフロンテーションとか直面化技法などと呼ばれている方法ですが，それを積極的にある場面でのみ短期的に用いることが重要です。これを「技法」と呼ぶべきか，治療者としての新たな相互作用を生むための当然の援助として捉えるべきか，議論が分かれるかもしれません。しかし，そこには一貫して「面前の相互作用に直接働きかけること」が重要なことなのです。

(9)　東豊：構造派の治療技法―家族療法に関する一考察―，大原健士郎・石川元編，家族療法／

ここでは，本人が「行けない」と述べ，祖母が「校門までだよ」，祖父が「先生に言ってみ。まっすぐ向いて」と，場の緊張が一気に高くなる方向に動き続けました。そこにまず，父親が「他の目標がいいの？」とその緊張に対応するように働きかけたとたんに，祖父から治療者に向かって「先生，ちょっといいですか？」との働きかけが起こりました。この祖父の何でもない治療者への呼びかけは，祖父なりに何かを治療者に伝えたかったのかもしれませんが，せっかく高まっている緊張を緩和することにもつながってしまいます。いわば，ここで治療者が祖父の話に乗って「何ですか」とすれば，その内容がどのようなものであったとしても，祖父が話すことによって場の緊張は一気に下がってしまうのです。したがって，治療者は，「ちょっと待ってください」と祖父の働きかけを一旦止め，父親と本人の対話がこの緊張の中で続けられるように「父親に先を促す」という態度を示しているのです。
　父親は，この一連の治療者の動きに適切に対応して，本人から明確な返答を引き出そうとして，働きかけをより強化します。しかし，この緊張の高さに対する危険を感じていたのは，祖父だけではありませんでした。本人もまた，父親とのこれ以上緊張をはらんだ対話を拒否するため，「沈黙」という手段によって場の緊張を下げるようにしはじめたのです。そして，それに呼応するように，父親もまた場の緊張を下げるために，本人に対する働きかけを中断してしまおうとしたのです。
　そこで治療者は，本人の「沈黙」というコミュニケーションに対しての意味づけを変えるように働きかけます。それは，「沈黙」を「虫の作戦」として位置づけることでした。治療者は「虫がね，何か決まるのを邪魔するのに，好んで使う手のひとつに，沈黙作戦があるんです」とそこで起こっている出来事の責任を「虫のせい」と棄却し，本人が行っている「黙る」ということをまわりの反応と関連づけて，「黙りこむもんだから，周りが耐えられなくなって，もういいわとなる。結論が出ずに，うやむやになるパターン」と説明して，面前で起こっていることを再度明確にしようとします。その上で，本人の日常的な

　　　　＼の理論と実際Ⅰ，pp. 44-65，星和書店，1986。

反応の中から適切な行動を母親から引き出し，再度本人の話し合いを持続させるよう父親に働きかけています。

　この場面で父親に任せているのは，これまでの流れの中で父親がこのような子どもとの約束の決定に最も相応しい立場であると家族が言語的には認めている存在であり，社会・文化的にも，子どもに対応すべき役割が父親にあるとされているからです。勘違いしていただきたくないのは，「父親でなければならない」と治療者が決定したからではありません。治療者は社会・文化的に適切であるということから，この決定に乗っただけであって，基本的には家族がこれまでの中で決定したことに準じているだけなのです。

　場面の続行を言い渡された父親は，「虫」が子どもに取らせている「沈黙」という振る舞いを破棄させるために，あれこれと返事がしやすいような具体的内容について話しはじめています。この説得の場面での特徴は，これまでの子どもの努力を積極的に話題として扱い，まるで子どもを励まし続けるかのような関わりが生じていることです。一方的に「やれ！」とばかりに命じても意味はありません。むしろ，子どもが「やってみようかな」「やれるかもしれないなあ」などという風に感じられるように，精神的には支えながら，前向きな行動がとれる可能性を示唆し続けているのです。

　治療者の二段階にわたる相互作用の変更の作戦は，父親・母親・祖父・子どものそれぞれのかかわり方に変化を促す結果となり，父親と本人との間でルール設定がスムーズになされたように，相互作用の全体が見る間に変化していきました。このような関わり方は，面前の相互作用に直接働きかけるという最もシンプルなものです。ただ，相互作用の働きかけのポイントは，ここにあるような「何でもないやりとりの断片」によって構成されており，そこに細心の注意を払って対応しなければならないのです。

（4）新たな枠組みの提示と枠組み間のすりあわせ

　さて，これまで通りの家族に対する治療的な働きかけは一段落しましたが，この面接ではもう一つ大きなテーマが残されています。前回の最後に提出されたように，母方の祖父母の来談です。ここまでの面接の流れを観察はしていた

でしょうが，それで全てが納得できないのは当然です。子どもたちが退出し，ここからは母方の祖父母のための面接です。

　ここで治療者が取り上げた話題は，いわゆる「鳴門の渦潮」と呼ばれている「虫」と双璧をなすメタファーです[10]。それも，一部では外在化技法と混同されがちですが，あくまでも症状のあり方をわかりやすくするためのメタファーです。

　まず治療者は，「今までは子ども向けに『虫』などと説明してきましたが，今度は大人向けの説明しましょう」としています。この「大人向け，子ども向け」という表現も比喩の対比であって，治療者が本当に大人と子どもで使い分けているものではありません。ただ，初回面接で行った「虫」の定義と，これから提示する「鳴門の渦潮」が同じものであると理解できるように，二種類のメタファーを一致させるように話すことが前提となっています。

　治療者は，「虫」で利用したことと同様に，原因を生理学的なものとして説明するために「鳴門の渦潮」というメタファーを利用しています。それは，「一番の問題はですね，学校へ行くかどうかということより，それ以前に頭で起きていることがポイントなんです」と言い切り，生理学的な説明として「脳の表面には複雑な回路が張り巡らされているんです。外からいろいろな刺激が入ると，この回路を通って情報処理し，結果いろいろな行動を起こします。ところが，この情報処理システムに故障が生じると，ある特定の刺激が入ってきたときに，鳴門の渦潮のようにぐるぐるぐるっとなって，その結果出てくる反応は，もはや普通の状態のものではありません。例えば暴れるとか泣くとか，そういうことです。こういうことが，頭の中で起こっている」と説明しています。大脳皮質の情報伝達プロセスの乱暴な説明ですが，「嘘」を述べているわけではなく，行動科学や生理学などでは当然のこととして用いられているメタファーです。

　しかし，これによって問題は「不登校」ではなく，「脳の生理学的変化」となり，本人は「加害者」ではなく「犠牲者」として位置づけられるようになっ

---

[10] 東豊：セラピストの技法，日本評論社，1997。

ています。その上,「これは怖い病気ではありませんから,必ず元に戻ります」と改善を保証し,より具体的な解決の内容に関心が移動するように話を構成しています。そこでは,「今やっている目標とかペナルティーはこの状態を少しでも正常な状態に戻すためにやっている。そのためには成功体験を積むことが大切で,たいへんな状態にならなくて済んだという経験を繰り返すことをやっている」とこれまでの治療においてタスクとして提示されてきたこと,特に今日の面接でも取り上げたような内容に関して,よりわかりやすくするために個々の課題が「鳴門の渦潮」の改善のためのものであることをはっきりと位置づけています。

　このような問題の再定義と治療の中でのタスクのすりあわせをすることは,絶対必要条件なのですが,それほど容易なものではありません。それぞれのメタファーの共通項目だけが本来の治療者の意図として反映するのですから,せっかくのメタファーの持つ枠組みの広がりの可能性を限定することになるからです。なにより,それぞれのメタファーの指し示すことが異なるのですから,その関連性についてわかるように提示しなければ,意味のないこととなります。

　ここまでで用いた「虫」のメタファーは,家族の相互作用を変化させるための目的として多用されますが,「鳴門の渦潮」は,比較的症状の状態を理解可能な患者個人か,個人の病態説明を家族にする場合などに用いられています。それは,それぞれのメタファーが持っている意味の広がりに関連しています。「虫」は,その後「虫退治」というテーマに直結し,虫退治には「家族などの協力が不可欠」という文脈を構成しやすくさせます。一方「鳴門の渦潮」では,症状に対応している個人の状態説明としての意味を持ち,「渦からの脱出」というテーマにつながり,脱出のためのツールとして様々な方法による個人での対応や,家族での脱出のための働きかけなどの対応も含むものとなります。

　この治療者の用いている「虫」や「鳴門の渦潮」は,一定のメタファーであって,問題を患者自身から切り離すこともしますが,それによって次なる対応を要請することにつながっており,「現実の言語構成を変える」という外在化技法とは異なる種類のものです。あえていうならば,この方法は,児島が

「三項構造化」と名づけた方法です。それは，問題と問題を持っている個人とを切り離した存在として扱うことが基本となります。ジャクソン（Jackson, D.）が神からの啓示によって動いているという妄想のある入院中の患者に対して，「あなたの神と直接話をしたいから，通訳をしろ」といわれ，それにしたがって患者とジャクソンが対話をしたというエピソードも同様のものです。また，昔から子どもに用いられている「痛いの痛いの飛んで行け」も痛みを子どもと切り離すことであり，小児科で用いられている注射を嫌がる子どもへの「君も痛いけど，病気はこの注射の中に入っている薬のせいで，もっと痛くなって死んでしまう。病気をやっつけるためにちょっとだけ我慢して」というのも同様です。

このような「三項構造化」は，どのようなメタファーであってもかまわないのですが，そこには常に「三項構造化に続くストーリー」が付随しています。そのストーリーの部分が共有できるようなメタファーであれば，どのようなメタファーを用いてもかまわないと考えられますが，しかし，それらを常に治療者が使えるように準備しておくことは不可欠なのかもしれません。

（5）有能さと無能さの演出がなぜ必要か

さて，最後のやりとりでは，「子育て」がテーマとなっています。一般的に臨床心理学の世界にいる専門家は，「子育て」の専門家であるという誤解が多くあります。祖母が出席した講演会も多分そうだったのでしょうが，子育てについての方法は，数限りなくあります。それも，家族の形態が異なるのですから，「最も良い子育て」などは，存在しないという方が正しいのかもしれません。

しかし，一般論として多くの臨床心理士や心理学者は，「子育てはこうあるべし」的な発言をしがちです。なぜなら，それぞれの研究領域においては，確かに「より適切なアタッチメント」といった研究がなされているのですから，

---

(11) 児島達美：心理療法における「問題の外在化」および治療関係の「三項構造化」について，上智大学心理学年報，14，pp. 199-227，1990。

(12) Jackson, D. D.: *Family Interaction, Family Homeostasis and some implications for Conjoint Family Psychotherapy*. Palo Alto Science and Behavior Books. 1968.

それを題材に話しはじめれば，「それこそが唯一の正しい子育てである」かのような錯覚を作り上げることが可能です。

　この治療者に対しての祖母からの要求は，内容的には「母親が子どもを褒める」という単純な内容です。気づかずにコメントしてしまいそうな内容ですが，この事例ではこの「母親が子どもを褒める」という行為に関するコメントは，状況的に「家族の誰かとの連合関係」を作ってしまいかねない危険性があるのです。例えば，内容的に「正しい」とすれば，祖母との連合関係が出来上がることになり，「正しくない」とすれば，母親との連合関係を作り上げることになります。治療者は必死になって，「褒めるっていうのはね，けっこう伝染するんですよ。人に褒められると自分も誰かを褒めるという具合にね」と述べ，相互に「褒める」という行為の存在について話題の意味を変えようとしていますが，それでも祖母は「先生，先生はどう思われます？　やっぱり，褒めるときには褒めてという風にしていった方がいいんですよね？」と治療者に明確な回答を求めようとします。その上，母親までもが祖母の発言に触発されて「私はそこまでしなくても分かってくれてると思うんです」と自らの立場をはっきり示しはじめます。これでは状況的に「祖母か母か，いずれの意見が正しいのか」という裁判官の立場に立たされることにつながってしまいます。

　この治療者の用いたこの状況の展開の手段は，父親に助けを求めることでした。これまで有能にこのような場を仕切れるようになっていたのが父親ですから，当然の対応だと思います。しかし，父親もまたこのような葛藤的な状況に対しては回避的な態度を示し続けます。それを治療者はこのような状況を変えるための有益な手段として位置づけ，父親同様の仕草をすることによって，その場の雰囲気や関心を変えようとし，それによって不毛な対立や議論から焦点を外す作業をするのです。そして，場の雰囲気が変わった時点で，「こんなことなら子育てについてもっと勉強しとけばよかった」とより一層無益な話し合いであることを強調しています。

　「質問に答えられないこと」は，一般的には無能の象徴です。しかし，質問に答えるという行為そのものの持つ意味からいえば，そこには多様な意味があ

ると考えられます。単純に「答えを知っているか否か」によって質問に応対するのではなく,「状況的に必要なことかどうか」を考慮することが,より重要な決断の意図となります。一連の治療者の態度は,「内容に答えない」という意味においては非常に無能でありながらも,「内容に答えない」ということがこの場では必要なことであるという意味を浸透させています。その面では非常に有能な治療者として家族に信頼されています。このように治療者の有能さは,対応の「内容」によって決定されるのではなく,「状況的必要性に呼応しているか」によって決定されるのです。

面接記録その⑤　第5回面接

本人，両親，祖母，妹来院

Th：1週間あっという間でしたね。1週間どんなでしたか？

家族の動きを確認するための基本的な投げかけ。

祖母：1週間ずっと調子良かったです。今日ちょっと,朝,いけんでしたけど。運動会があるんです。もうすぐ町民運動会。それに向けて学校行かないといけないねって言ってしまって。それがいけんかったんでしょうね。

喜びに準じた発言。一部の失敗の表明。

失敗理由となったことの説明をし,それに対する祖母の関わりを説明。

祖母自身の行為を反省する立場での発言。

Th：えっと,調子良かったというのは？　目標は？

課題の具体的説明を要請。報告者を父親に限定。

父：目標は全部できました。

治療者への適切な反応。

Th：他に良かったところは？

より具体的にするための発言の呼びかけ。

祖母：私に対して,元々はよくなついてたんです。おばあちゃんっ子でして。それがものを言ってもフンッだったんですよ。それがこの1週間元通りになって,私を触ってくるようにもなりましたし,家のお茶碗洗いもしてくれましたし……。

喜びに準じた発言。祖母と本人の過去の良好な関係を協調。対照的に本人の問題の状況を説明。

変化の内容を強調し,具体的な内容を例示。

本人：おばあちゃんに頼まれたときだけだよ。頼まれんときは1人で遊んでる。

祖母の発言内容の修正。本人の行動規範の提示。

all：ハハハ（笑）

祖母：足も揉んでくれた。

本人に対する良好な面における挑戦。

本人：それも頼まれたときだけ。

祖母の発言への再度の挑戦。

第5章　治療者Hの面接の逐語録

祖母：明るくなった。
Th：どんなとき？
祖母：私に対してのものの言い方が，はしゃいでる。
Th：お母さんからは？　良いところなにかあった？
母：そうですね。やっぱり明るくなって，1人で遊べるし，私が家にいるときもちょっと外に出て遊んでる。
本人：えっ，あんまりないけど。
祖母：前はべったりだった。玄関の戸を開けてお母さんの帰りを待ってた。戸を閉めてられなかったんです。今は普通。
Th：お母さんから見ても楽な感じ？
母：まっ，そうですね。
Th：お父さんからは？　良かったところは？
父：約束したことで，朝，家に戻ると，もう準備もしていましたし，最初の2日は学校の門のところまで一緒に行って，後は散歩していました。話もするようになりましたし，校門に入ってみるかとなって，今は職員室のところまで1人で行ってます。
Th：えっ，そんなにできてるの？　びっくりだ。
父：最初2日は一緒に行ってたんですけど，今は車で正門の前まで行って降ろすと，1人で走って行って戻ってきます。朝，連絡帳を先生に渡して，夕方取りに行きます。今，おばあちゃんと行ってますが，それでも学校の中に入れるようになりました。
Th：えー本当に。すごいなぁ。
父：朝，車から出るとき，がんばるぞーって言ってる。（笑）
本人：だって，父さんも言うんだもん。
Th：お父さんとよくしゃべるようになった？
母：そうですね。
Th：話し方もハキハキしてきたもんなー。

本人に対する繰り返しの挑戦。
祖母へのサポートを意図した発言。
より詳細な内容を説明。

祖母を抑制し，母親に把握した状況説明を要請。
具体的な内容の提示。

母親の発言内容への挑戦。
母親の見方をする発言によって，本人の発言を抑制する動き。以前の本人の問題状況を提示。
現状を肯定。
母子間のことの母親の印象を話すように要請。
治療者の意図に対する適切な応対。
父親の報告内容を要請。
父子間の課題の内容の詳細を治療者の要請に応じて行う。
本人の変化についての具体的な内容の提示。
課題の進展についての報告。

父親の立場をより有能にするための発言。

適切な振る舞いの部分の詳細報告。

父親の代理としての祖母の立場と，それに伴う治療目標の達成度。

本人の行動への肯定的評価。
場面描写によって，本人を助ける動き。

父親の援助の意図をくみ取り，反応。
父子間の交流の変化に着目する発言。
治療者の質問への適切な反応。
本人を観察する中から，行動の変化を指摘。

祖母：先生の目を見てしゃべるようになりましたしね。
Th：ほんまや。最初はもじもじしてて，こんなんやったもんなぁ。
all：ハハハ（笑）
本人：(恥ずかしそうにしている)
祖母：輪になって叩くのも，声がよく出てますし。
本人：昨日はお父さんがおらんかった。
祖母：そんなとき，お父さんの代わりもやってくれる。
Th：お父さんの代わりもやってくれたの？
本人：おばあちゃんがしろって言ったからだよ。
Th：えっと，この流れから言えば，もういちいち目標って確認する必要がないようにも思うんですけど，一応この後の算段はどんなですかねぇ。みなさんの方向としては？
父：まぁ，学校にもやっと慣れだしたところで，朝は難しいんで，夕方連絡帳を先生のところに1人で取りに行くということで。それでよかったかいな，かつ？
本人：うん。
Th：すでにそういう約束できてたんですね。

本人：うん。
父：がんばろな。
Th：いやー，僕が話すことなくなったなぁ。何か質問は？
all：……。
本人：ないっ。
祖母：ない。（笑）
母：ない。（笑）
Th：おばあちゃん，いいの？
祖母：せっかくここまできたんだから，ゆっくりとしなきゃと思ってはいるものの，運動場のところってたら，この子の学年が練習しているのを見ると，5月の運動会には参加して

治療者の観察を追随する指摘。

祖母の発言を肯定する動き。

回りからの肯定的雰囲気に対する反応。
祖母の観察領域からの肯定的な指摘。

祖母の発言の意図の違いを指摘して挑戦。
本人の挑戦を指摘として扱い，挑戦を受け流す。
本人の意図を引き出す質問。
本人の意思を明確に表明。
話されている内容から，ある程度の目標設定は予測できるが，あえてその内容について確認し，治療のルールがどの程度有効になっているかを確認。
目標の内容を本人の状況とともに説明し，現段階での具体的目標を提示。
本人に内容の確認をし，交流の程度を示す。

父親の指示下での反応。
父子間のルールを肯定し，父親の有能さを強調。
ルール設定に関する反応。
本人への意思伝達。
治療者の存在がなくてもルールが自動的に機能することを表明し，無能宣言。

援助の内容がなくなっていることを示す。
本人の発言を象徴化。
母親と祖母との問題の軽減を示す反応。
問題作りの代表であった祖母を取り上げる。
本人への期待と実状との自己矛盾をそのまま提示。

欲しいと焦りが出ました。でも，世間の目は気にしなくてもいいんですよね。昨日の朝日新聞にも書いてあった。親の理解が大切だと。私，本当に先生が治ると言ってくれた言葉が安定剤になってるんです。それまでは疲れてました。やっぱり焦ってはいけませんね。行って欲しいけど，ここまできたんだし，先生の指示もらって……。
Th：おばあちゃんの言う焦りはよくわかります。でも今のペースはまちがいない。ホント，お父さんと本人さんの2人3脚ね，あれが実にうまくいってます。このペースを大事にして下さい。
母：やっぱり私が焦って言うよりはお父さんの方がね……。
Th：抜群のコンビネーションですから。
父，本人：（かたく手を握りあう）
祖母：今までは欠けとったから，コミュニケーションがねぇ。お父さんと……。

Th：（あわてた様子でふざけて）いや，そんなこと言ってませんよー。
祖母：いえいえ，この子がお父さんと話してる雰囲気がね，いいのでね。今みてますと，昔よりね。
Th：いやぁー，ごめんねお父さん。では，この辺でおしまいにしましょうか。
all：ハハハ（笑）
Th：次回はどうしましょう。1週間後か2週間後かどちらでも。
父：できたら1週間後に。
Th：じゃ，1週間後ということで。お疲れさまでした。

矛盾する思いを解消した枠組みの提示。
その枠組みを保証している情報を提示。
治療者の言動の影響を明確にし，新聞情報との比較。過去の役割の理由を明示。

再度，現状の自己矛盾を提示。

祖母の自己矛盾をそのまま受け止める。
再度の問題解決に対する保証を与える。
父子間の交流のあり方が問題解決に機能していることを明確に指摘。

父親の有能さを指摘する発言。

父子間のやりとりを再度肯定。
治療者の指摘に対する良好な反応。
現状までのあり方との比較から，再度過去の父子間の関わり方が問題であったことを指摘する発言。

祖母の発言の意図を治療者が引きだしたことを回避するための行動。
より我が意を得たりと父子間の関わり方に関しての指摘を続ける。

父親の有能さを否定する発言になったことを謝罪。不適切な流れになる前に面接を終了。
治療者の回避行動に対する了解。
次回の予定を聞き，主体者を再確認。

父親が主体者として再度登場。
終盤の発言の影響がないことを確認して終了。

小考察⑤　第5回面接の治療的な文脈について

（1）「行き詰まり」の違い

　前回の面接のタスクは，ほぼうまくいっています。一旦行き詰まっていたかのような印象でしたが，前回の面接での変化は持続し，その後課題の達成に役立ったことが明らかです。一旦行き詰まっていた状況であっても，その行き詰まりを自らが打破する方法があれば，それを積極的に利用し，日常の対応として定着させていくのが家族という集団の特徴です。

　今回も，ある面での行き詰まりは指摘されています。しかし，その行き詰まりは「当然のこと」であり，「本人の特徴に合わせるための必然」として共有されています。行き詰まりを打破することは，親の思い通りに子どもを操作することになりかねません。これはどのような年齢の子どもに対しても行きすぎた行為になりかねない危険性もあります。ただ，そこには「不変化」ではなく，「親の期待よりも小さいけれど，確実な変化」が見られることを前提としています。いわば，変化の大きさに対する期待と現実のズレによって生じた行き詰まりであって，「変化しないこと」とは異なる行き詰まりなのです。

　このような行き詰まりに関しては，家族の中でそれぞれの考え方がオープンに示され，互いの意見や，期待通りにならない焦りを共有することは，より家族の機能性を向上させることにつながります。したがって，治療者もそれぞれの「焦り」に共感しながらも，これまでと違って家族の動きについて行くだけに留めています。このような治療者の転身が重要なのです。

（2）好結果から原因が生まれるという矛盾

　この面接の中で特徴的であったことは，父親と子どもの協力関係が明確に言語化されるようになったことです。それまでは「家族のやり方」として暗黙の内に了解されていただけでしたが，この面接では比較的明確に示されるようになっています。

　しかし，このような好結果に関する話題は，過去との比較を生みやすいものです。ここでも，「父親と子どもの関わりが有益なものとなっている」ことに

ついての異論は誰からも提示されませんが、以前の状態との比較がなされる結果となっています。それを象徴するのが「今までは欠けとったから、コミュニケーションがねぇ。お父さんと……」という祖母の発言です。この発言を放置しておくことは、暗に「父親とのコミュニケーション不足が原因」という枠組みを構成することにつながります。治療者は当然のように慌てふためいただろうと想像できます。

「虫」を使って「問題の原因については言及しない」としながらも、多くの人にとっては、日常的に「原因」がはっきりしていることが最も落ち着きます。いわば、「あれが原因で、こうなったんだ」という理解が最も容易だからです。しかし、治療終結の段階であればまだしも、まだ治療中にこのような話題がなされ、それがまるで事実であるかのように扱われ、その後も家族の中で新たな枠組みとして機能することになれば、治療者の混乱は避けられません。したがって、治療者がこの枠組みが家族の中に定着しないようにすることは当然の行為で、この瞬間に「加害者」として位置づけられた父親に対して様々に配慮をするのも当然のことなのです。

しかし、このセリフの出ている直前の父親と子どもの動きを見ていれば、祖母でなくとも……といいたくなるほどの仲の良さを感じます。仮にこの枠組みが今後も維持されることになったとしても、それほど心配するには値しないのかもしれません。ただ、このような「好結果についての陳述」には、過去との差異の検討がなされる傾向が強く、そこから「原因の追及」へと波及するおそれもないとはいえないのです。

面接記録その⑥　第6回面接

本人，両親，祖母，妹来院

Th：どうも。今日はおじいちゃんは留守番ですか？	家族の変化に関して様子を見るための質問。
祖母：はい。下の子がお友達と遊びに行くって言ってね。	祖父のことについての発言の責任を祖母が持つことを表明。
Th：あーそうですか。どうぞ、どうぞ。あー	意図的なものではないことを確認。

こんにちは。えっと今回は1週間でしたね。1週間どんなでしたかね。まず様子を教えて下さい。	前回以降の変化についての質問。
父：どんなだった？	治療者の要請に本人に報告させようとする。
本人：なに？　ん？	報告者の役割を意識していなかったことの反応。
父：1週間の様子。	要求されていることを明確に示す援助。
母：たか，学校は？	何について話すのかについての援助。
祖母：先生に言ってみ。	本人が発言することを要請。
父：行ったでしょうが。	本人の行動内容を発言することをより強く要請。
祖母：行けたでしょうが。	本人の行動を代理的に発言。
母：放課後もとびとびだけど行ったね。	結果的に本人に代わっての報告。
Th：学校行けたの？	それぞれの発言から変化を確認する質問。
父：職員室には。	行った場所を明確に示す。
祖母：職員室には自分で行けてます。	父親の発言を支持し，本人の代理的に発言。
Th：えー，行けたの。すごい。びっくりだ。1人で行ってるんだ。	本人の行動変化を肯定する発言。より詳細の内容を確認。
祖母：昨日運動会の練習にも行って，集団に入っていけたようです。	最も特徴的な内容を示し，変化の度合いをより強調する発言。
本人：おばあちゃんがやれって言ったから。	祖母の指示の下の行動であることを表明。
祖母：友達と一緒にグランド行って……。ここまで進んだかと。	本人の行動を表明。自分の感想を述べる。
本人：だって，おばあちゃんがなんべんも行け行けって言ったもん。	祖母の行為との関連性についての報告。
all：(笑)	肯定的な結果を報告しないことを照れとして許容。
祖母：放課後も，1人で連絡簿もって先生のところに行ってます。	より詳細な行動を報告。
Th：へぇ，1人で。	本人の意図に基づく行動である部分を強調。
祖母：はい。朝は誰かと一緒に行ってますが，放課後は1人で行ってます。でも日曜は……。	対比的に朝と夕方の行動の違いを示し，本人の意図に基づく行動を強調。否定的な行為を話し始める。
本人：え，あれ言うの……。	祖母の発言を抑制しようとする行為。
祖母：日曜日はね……。	本人の抑制を無視し，内容を話そうとする。
本人：だめ。それは言わないで。	再度，祖母の発言を抑制しようとする。
祖母：お母さんの仕事もありましてね。1人だ	一定状況での本人の問題行動を報告し，仕方

第5章 治療者Hの面接の逐語録

とお母さんに付きまとうんですよ，やっぱり。そしたら弟がね，お母さんのじゃましちゃダメって言いましてね。
本人：あれもおばあちゃんが言えって言ったんだ。
祖母：おばあちゃん言ってないよ。
Th：えっ，どっちにしても弟さんがそんなこと言ってんの？　出世したねー。

all：（笑）
祖母：それで，お母さんも仕事が一杯できてよかったって言ってまして。また，朗らかになりました。
Th：はい。朗らかにね。
父：今みたいに言われたくないことを言われると暴れてたのが，今はなくなって。
Th：はいはい。お母さんからはどうですか？
母：そうですね。でもやっぱりお父さんだと1人で行くのに，私だと職員室まで一緒に行ってくれって言いますね。今日も一緒に行ったんですよ。
Th：はいはい。ところで，虫退治の方もポーンとやってもらってますかね？
祖母：はい。大きな声で叱けてます。
本人：おばあちゃんが大きな声で叩けって言うもん。
Th：言うことなしやなぁ……。他にはいかが？　ご質問でもいいですよ。
父：まーここまで来ると後一息ですから，一気に行きたいのが私の気持ちですけど，今日ここに来る前にも言ったんだけど，まだ無理のようで……。ここで一気に行ってもいいのか迷いがあるんです。
Th：迷いがね。
父：目標を無理に高くしてダメになるより，段階的な方がいいのかと考えてます。
Th：これはね，みなさんのお考え1つです。

ないことを付加する。その行動に対しての弟の本人に対する発言の報告。

弟の発言を引き起こした祖母の働きかけを暴露。
暴露内容に対する反発。
内容の正誤より，発言する行為そのものについての発言。それをちゃかすような枠組みの提示。

その後の本人の反応についての肯定的発言。
肯定的枠組みの支持。

肯定的枠組みの支持。
一連のやりとりについての変化を説明する話題に転換。
父親の発言に対する母親の立場の表明を要請。
父親に対する行為との対比をし，本人が甘えようとしていることを強調。しかし結果的に目標は達成できていることを表明。

課題に関しての扱いを確認。

本人の行動を肯定的に報告。
祖母の操作が関わっていることを表明。

一連の変化についてのコメント。他の変化の有無の領域に関しての話題へと転換。
ここまでの変化に関しての父親の意図の表明と，それを確認したことを示す。
今後についての明確な指標のなさから起こっている迷いを表明。

迷っていること自体をそのまま支持。
父親の出した一応の結論としての枠組みの提示。
父親の迷いに対する解答をすることを表明。

171

目標上げてダメだったら，がっかりしないでまた目標を下げるというように，行ったり来たりしてもいいんです。彼のタイプを見ててですね。
母：この子はがっかりするタイプだから，目標を無理に高くするのはダメですね。神経質で。
父：ダメですかね。
Th：ダメですか。
祖母：ここまで来たから，早く行って欲しいけど，ゆっくり構えていく方がね。チャンス，チャンスはきちんとつかまえてですね。昨日の運動会なんかも行けましたしね。
Th：はい，じゃあ，今のペースは本人にとっても無理のない様子ですか？
父：そうですね。
Th：じゃ，これでいきますか。
父：明日からの目標は，1人で朝職員室に連絡帳持って行く。
本人：1人でぴゅーっと行って？
父：うん。
Th：オッケイ。いいの？
父：がんばるな。
本人：がんばる。
祖母：かっちゃん，お昼の給食を食べるのはどう？ おばあちゃん，お昼あんまり食べないの心配だから。
本人：食欲ないもんな。
祖母：校長先生と給食を食べる？

母：校長室で食べる？
祖母：おばあちゃんが校長先生に頼もうか？たくさん食べると，元気がもっとわくと思うよ。
本人：わかんない。
祖母：おばあちゃん，校長先生に頼めるから。それとも今日の帰りにおかあさんに行ってもらうか？

目標との関連で必要なポイントだけを明確に示す。
迷いが生じるのが本人の特徴と関連すると表明。
治療者の発言に応じて，本人の特徴を明示し，そこでの方法の選択。
父親が失意を表明し，治療者に確認。
治療者もがっかりしていることに共感。
迷いの原点を期待と現状の必要事項の対比で示し，指針を肯定。様子を伺いながらの対応を強調。
結果的にその対応で起こった変化を強調。
これまでのやりとりを総括した発言。

父親としての総括に関する父親の立場の発言。
これ以上の議論を抑制し，目標設定を要請。
父親としての目標の表明と本人への確認。

父親の要請の内容を確認。
本人の理解を肯定。
本人の反応を見て，即座にうち切り，確認。
本人への援助的発言。
本人の決意表明。
祖母の立場から目標を追加したい旨の発言。
その目標設定を追加した祖母の心配を表明。

祖母の心配に領域に関する自分の状態の報告。
より詳細に行動を指示し，了解を取ろうとする。
本人への保護的発言。
祖母の具体的援助の表明。目標による変化を示すことで，意欲を高めようとする。

意思決定できないことを表明。
再度祖母の提示した目標を了解させようと選択肢を示し続ける。

第5章　治療者Hの面接の逐語録

父：ほら，とりあえず目標言って。
本人：ぴゅーっと走って？
父：うん。ちゃんと先生のところ行って渡すの。
本人：中に入って？
父：もちろん中まで入って渡すんだよ。先生が来るの門のところで待ってたらいけんよ。
本人：この前は出てきたよ，先生。
父：いいね？
本人：うん。
父：明日の遠足はどうする？　9時半にお父さんが送ってく？
本人：うん，できる。
父：できるな？
本人：いいよ。
父：やる？
本人：やります。
Th：オッケイ。

父：できなかったときの罰ゲームは？
本人：罰ゲーム，何？
父：何だった？　ちゃんと言いなさい。
本人：おやつ抜き？　テレビダメ？　いいの？
父：うん。ちゃんと言いなさい。
本人：やるの？
父：うん，やるの。いい？
本人：うん。
父：がんばろうな。
本人：うん。
Th：はい，わかりました。もう私どもの方からお話しすることはなくなって，淋しゅうて，淋しゅうて……。みなさんのおかげで，楽させてもらってます。
all：いえいえ，そんな……。
Th：で，次は連休で休みなので，2週間後でどうですか？
父：はい，お願いします。
本人：次，連休なの？　ひぇー，2週間あくの

祖母の発言を抑制し，目標設定の役割を行使。
父親との対話に対する反応。
本人の行動をより詳細に説明。
父親の発言の内容を確認。
本人の行うべき行動を指摘。これまでにあったルール違反の行為をたしなめる。
例外的場面設定を提示。
父親の意図を押し通したままで確認。
父親の意図に了解を示す。
具体的な明日の行動に関しての援助の範囲決定をすることを表明。
自分が目標を達成できることを表明。
再度の確認。
了解の表明。
より強い本人の意図に基づく発言を要請。
父親の望む明確な意思表示方法を選択。
一連の目標設定を了解し，それ以上の強制を抑制。

目標に対応する領域への話題転換。
突然の話題転換に対応しきれない様子。
決めた内容を本人が報告することを要請。
象徴的な課題の表明。
より詳細な説明をすることを要請。
罰ゲームに関して，父親の意向を再度確認。
意思決定が堅いことを示し，本人に確認。
内容の了解。
保護的・援助的発言。
父親の意図を受け入れる発言。
一連の課題に関しての了解。目標・課題などの決定の過程が良好であることを象徴する冗談めかした発言。

治療者の発言に対する保護的な発言。
次回の予定の確認。ただし，治療の進展が良好であることを示すために間隔をあける。
治療者の意図を了解する。
2週間の間隔があくことの本人の意向の発言。

173

やだな。
母：ここに来るの楽しみにしてるんです。　　　本人の発言に関しての援助的説明。
本人：してないっ。お母さんがそうなの。　　　本人ではなく，母親の期待であることを表明。
Th：ここのどこが楽しいのー？　　　　　　　本人に意図を確認しようとする発言。
祖母：みんな楽しみにしてますよ。　　　　　　本人に代わって，治療者への信頼を示す発言。
Th：えー，そうなんやー。恐縮です。それ　　祖母の発言ではなく，家族の意図として了解。
　　じゃ，2週間後に待ってます。
父：ありがとうございました。
祖母：本当にお世話になって，本当，朗らかに　治療者への感謝の念を，本人の具体的変化と
　　なりました。ありがとうございました。　　ともに表明。
本人：バイバイ。　　　　　　　　　　　　　　治療者へ明確に意思表示。
Th：バイバイ。　　　　　　　　　　　　　　本人への反応。

小考察⑥　第6回面接の治療的な文脈について

　さて，この面接の前半段階のやりとりは，祖母が主体的になっているかのように感じられ，過去の相互作用に戻ってしまっているかのように思えるかもしれません。しかし，このような祖母と孫との何気ない対話は，どこにでも存在するものであって，祖母が主体的に孫と関わることはあって当然のことなのです。それは，父親が子どもに「どんなだった？　1週間の様子（を報告しなさい）」と命じている中での動きだということです。その上，子どもの処遇をめぐる領域の会話ではないのです。必要な場面はその後に父親が主体的に子どもとの対話をしています。

　このような家族の中のルールが一旦設定され，それに準じた動きが家族全体の中で位置づけば，その基本的なルール設定を根本的に変えるようなことがない限り，いくつかの細かなオプションの動きを含めながらも，安定した状況が持続することになります。むしろ，初期段階では家族の中で変化の対象とされていた動き方さえも，この段階では微笑ましいものとして家族の中で映るようになります。

　一旦設定されたルールは，今後どのような必要に迫られるかは分かりませんが，現時点ではこの設定の下でいろいろなオプションが設定されればよいので

す。確かにこれで相談が終結したというものではありませんが、基本的にはこの変化は増幅されるべきものではなく、むしろ安定したものとして位置づけられるべきものです。その安定した状態がこの面接の中では様々に見られますが、その象徴が祖母のあちこちの会話への参入だと考えれば良いのではないでしょうか。

Ⅲ 面接に導入されるまでの経過

さて、最後に示しておきたいことは、この家族がこの治療を受けるまでの相談の経過についてです。

かつゆき君のことに関しての相談は、すでにあちこちでなされてきました。公共機関の相談にも母親と子どもで通い、祖母は教育関係の相談機関や知り合いなど、数カ所に相談に行っていました。しかし、どの相談でも、数回するとかつゆき君が行かなくなり、それに呼応して祖母や祖父や父親までもが相談にかり出されることが繰り返されていたそうです。

しかし、この初回面接と同様に、祖母と母親で意見の対立があったり、子どもへの対応に一貫性が見られなかったり、何よりそれらの家族の動きを父親が黙って見守っているだけで、何も関わらないようにしているかのように見えたのだと思われます。それは、最終の教育相談所の担当者が、治療者に話をしていたことからも明らかです。それは、「お父さんが何も言わないものだから、家の中がしっちゃかめっちゃかになってしまって、結局子どもの相談なのか、親同士の争いの場なのか分からなくなってしまう。そんな中で子どもにあれこれ聞いても本人も答えないし、もしかすると発達上の問題を父親も子どももかかえているのではないかとさえ思いたくなる」とのことでした。

相談の場で適切な対応・反応が得られないからとはいえ、とんでもないほどの誤解を受けていたものだと思われるかもしれませんが、この初回面接の前半の段階や、第3回面接時の家族のやりとりの一部を見れば、それなりに納得できる話のようにも聞こえるものです。

相談の有効性は，もしかするとこの事例のそれぞれのように，自分の振る舞いやすい場を与えることだけでいい場合も少なくないのかもしれない，そんな希望を感じさせる事例だったのではないかと思います。

第6章
治療者Yにとっての「対話」とは
──治療の中の特徴的なひとことずつの対話のあり方について──

　ここまで主に治療者Hの立場や臨床的な変遷過程を中心に述べてきましたが，その解説をした治療者Yの視点について述べていくこととします。

　治療者Yは，臨床の最初の段階からコミュニケーション論にどっぷりと漬かっていました。他の臨床の方法が様々にある中，家族療法とシステムズアプローチの立場からすべての臨床を眺め続けてきました。したがって，「その理屈（理論）は，臨床的に有用性があるかどうか」という立場に凝り固まっています。ここまでの治療者Hについての記述も，システムズアプローチについて必要な部分だけを強調する立場となっているように，心理療法の有効性を広げる手段としてより詳細な部分に着目しています。

　ここでは，治療者Yがシステムズアプローチの実際をどのように捉え，どのようなことに留意しているのかを中心に述べていきたいと思います。

　どのような治療の方法論・認識論も，その目的は患者・家族に対するより効果的・効率的なサービスの提供です。どんなに科学的に優れた治療があろうとも，その治療が患者・家族にとって有益でなければ，意味のないものとなります。いわば，「サービスのための治療」であって，「科学のための治療」では意味がないのです。20世紀が科学にとって本質主義を重視したとすれば，今後はその本質主義以上に利便性や生活に直結した有益性をもたらすものとしての存在になるべき段階だと思われます。

　しかし，ここに困ったデータがそろっています。それは，心理療法の有効性がどのような要因によって成立していると考えられるのかというリサーチ・

データです。頼藤らは,このデータについてのコメントとして,「心理療法はどのようなものであっても,その有効性は方法論で決定するのではなく,他の要因の方が大きい」との結論を提示しています。その他の要因とは,信じられないことに「患者・家族の生活の中で起こる偶発的な出来事だ」ということです。これが約4割の要因で,後の3割にしても「治療者と患者・家族の相性や関係」であるとしています。そして,やっと残った3割が「方法論」としているのです。

　このデータが物語っているのは,どんな種類の心理療法であったとしても,たいして違いはないということになります。しかし,よくよく考えれば,それぞれの治療の方法論には,「治療関係の作り方」という項目が含まれています。これを無視したところで心理療法は行えないのですから,当然といえば当然かもしれません。ただ,4割もの可能性を秘めている「患者・家族の日常生活での偶発的な出来事」も,良好な治療関係を作った上であれば,「患者・家族がより変化のある日常を送れるようにすること」と考えればいいのかもしれません。

　近年,いろいろな方法論の違いはあっても,それぞれの治療者が行っている臨床の実践はあまり違いがないのだと気がつきました。行動療法であれ,催眠であれ,精神分析であれ,その道の一流どころの治療者は,あまり違いがないと思えるのです。

　さて,そうした共通点は何か,これが本章のテーマです。

I　そこでは何が見えているのか

　まず,誤解のないようにはっきりしておきたいのですが,この治療者は「恐がり」です。それも,ただごとではないくらいに「恐がり」です。一部の先生には負けるかもしれませんが,とんでもないほどの恐がりで,どんな場面でも「葛藤回避」の渦が巻いて,竜巻になるほどの状態です。

---

　(1)　頼藤和寛・中川晶・中尾和久:心理療法—その有効性を検証する—,朱鷺書房,1993。

第6章　治療者Yにとっての「対話」とは

　それに，やけに「巻き込まれやすい」という特徴もあります。人が感情的になっていると，それが治療的であろうとなかろうと，治療者としての自分なりに納得いくことだとすれば，知らないうちに巻き込まれて，いらないことまで引き受けさせられていることに後になってから気がつくほどです。言い換えれば，単なるお調子者かもしれません。

　でも，こんな治療者でも面接をやっているのですから，誰にでもできそうなものだと思ってしまいます。だからこそ，それこそ多くの治療者が，自分よりもうまく面接をしているに違いないという確信がいつもあります。その上，自分だけが全く面接がうまくならないのだという思いこみに似た確信があります。

　数年前までは，「システムズアプローチなんぞという治療方法は，それこそあんまり深刻に人間のことを考えない人の方がうまくなる」とさえ思っていました。その上，「誰にだって，自分と同じくらいうまく面接ができるのが当然である」とさえ考えていました。今でも少しはそう思うこともありますが，最近は少し違った考え方をするようになってきました。それは，「いかに瞬時の観察力があるか」，または「そのための努力をしているか」，それによって上達できるかどうかが分かれるという考え方です。

　「観察力」などという言葉を使えば，「観察していない治療者」というものは存在しないのがふつうで，誤解を招きかねないかもしれません。「面接場面で起こっていることを見ていたかどうか」と問えば，多くの場合は「見ていた」という答えが返ってきます。しかし，ここでいうところの「見ていた」ということは，「漫然と見ていた」り，「ボオーと見ていた」ということや，「自分の注目したいことだけを見ていた」ということではありません。それどころか，「何となく意識していた」とか「視野に入っていた」というような種類のものでも意味がないのです。ここでいう「見ていた」とは，まるでビデオテープで撮っていたかのように，「再現可能なほど詳細に事象を見ていたか」というものです。

　心理療法が言葉のやり取りによって成立している以上，その言葉を介して互いの体験が共有できるに近い状態となることが必要であるかのように述べられ

179

ることが多いのですが,それは理想論であって,現実には「人の体験を理解する」ということが完成することはあり得ません。他人の体験を理解するということは,「その体験を語っている状態を理解しようとし続けること」であって,「理解した」と考えた途端に,他人が自分の体験を語っていることを理解しようとする行為を放棄したことになるからです[2]。他者の体験したことは,その他者がその体験について語らないことには何も理解できませんが,その体験を語ったからといって,その体験を理解できるとは限らないことになります。

少し厳密な考え方を当てはめてみましょう。他者の体験を理解しようとする行為には,常にタイム・ラグがつきまとうことになります。いわば,「体験を語る」ことなく「体験を理解すること」ができない以上,そこには常に「体験」より少し遅れた「理解」があることになります。このタイムラグが「他人のことはわからない」ということであると考えれば,少しわかりやすくなるかもしれません。それは,その人の体験をその人がその人なりに理解することからはじまり,その理解の仕方について理解することが,体験を理解するためには不可欠な手続きになるということです。

心理療法の世界にいる以上は,このズレがあることをいかに処理するかということから始まるのかもしれません。したがって,他者の体験を理解するためには,他者の語りをいかに素早く理解できるか,そのためにいかに多様な情報を一度に仕入れられるのか,このような治療に必要な治療者の資質とは,たったこれだけのことだと思っています。

II そこでは何をしようとしているのか

まず,ある場面の逐語録を以下に示したいと思います。ただし,家族構成も,主訴も,参加者もあまり明確ではありません。しかし,できることならば,雰囲気を想像しながら読んでいただければ,ある程度この逐語の意図がおわかり

---

[2] 近年の社会構成主義より,構造的家族療法のミニューチンが述べていたジョイニングの内容を参照のこと。

いただけるかもしれません。
〈逐語１〉
　母：子どもが朝起こしても起きられない姿を見ていると，私まで涙が出てくるんです。
　Th：そりゃそうでしょう。お母さんにとって，冷静な気分でなど見ていられないでしょう。
　母：でも，私までが泣いたり落ち込んだりすれば，よけいに子どもにとってはよくないと思います。
　Th：ずいぶん大変な思いをされて，それでも子どもさんのためにと気遣いをされているんですね。
　母：まあ辛いですけど，母親の仕事ですから。
　Th：お母さん，きっと彼が学校へ行かないことだけでもお母さんは心配なのに，もしかすると，ご主人は協力してくれなくって，その上もしかすると，お母さんのせいでこんな風になったっておっしゃっているんじゃないですか？
　母：そうなんです。でも，どうして主人のことまでわかるんですか？
　Th：お母さんの必死の努力を，本人も，ご主人も，もしかすると先生でさえもわからず，その上，お母さんが悪いんだっていう感じで話されることまであるんじゃないですか？
　母：そうなんです。今年の担任の先生は，……

〈逐語２〉
　IP：今は，いじめられてはいませんけど，でもいろいろ気になって仕方ないんです。
　Th：そりゃそうでしょう。そんなに辛い思いをしたんだから。
　IP：でも，もう済んだことなんですから，忘れないといけないんだと思います。
　Th：そうか，できるだけ前向きにって考えてるわけだ。
　IP：そうです。私は私のペースで，自分の力で何とかしていこうって思っているんです。
　Th：すごい決心だね。そんな小さな体から，どうしてそんなにすごい決心が出てくるんだろう。もしかすると間違っているかもしれないけれど，こうして誰かに決心を話すことで，自分の気になることから気をそらそうとしているんじゃないかな？

IP：そうです，よくわかりますね。
　Th：じゃあ，もしかすると，あなたはあなたがいろいろ気になっていて困っていることを，誰かに知られないようにしようとしているんでしょう，その人を悲しませないようにって気を使って。
　IP：わかっちゃいますか？　わからないようにしておかなくっちゃいけないんです，お母さんに心配かけたくないから。

〈逐語3〉
　IP：もういいんです。（涙を拭きながら）私がこんなつまらないことで悩んでいることが悪いんですから。
　Th：よくわからないんですけど，一つ教えてもらってもいいかな？
　IP：なんでしょう。
　Th：馬鹿げたことをいうと思われそうだけれど，いったい誰があなたに泣けといっているの？
　IP：自分が泣きたくなったから，泣いているだけです。
　Th：そうじゃなくって，わかりやすく説明すると，今，私が聞いたのは，誰があなたに泣けってサインを出したんですかってこと。
　IP：母親だって言いたいのはわかりますが，そんなこと直接は言えないじゃないですか。

〈逐語4〉
　Th：（息子と話しはじめて，気まずい雰囲気になって困っている父親に向かって）驚いたなあ，どうしてそんなにうまくできてしまったんですか？
　父：なにを冗談みたいなことを言っているんですか！
　Th：何かお気に障るようなことを言いましたか？
　父：だって，どこもうまくなんかいってないですよ！
　Th：えっ，よくわからないんですが，これでうまくいってないとおっしゃっているのですか？
　父：そうです。もう少し気を使っていろいろな話をすればいいとわかっているのですが，なかなか出来ないんです。
　Th：まだよくわからないんですが，これでうまくいっていないとおっしゃっているのならば，うまくいった時ってどんなふうになることなんですか？

第6章 治療者Yにとっての「対話」とは

〈逐語5〉

　　Th：お母さん，今日はいつになく元気ですが，そうなんですか？
　　母：えっ，そんなに元気そうに見えますか？
　　Th：はい，「元気そう」じゃなくって，「元気」で，なんだか吹っ切れておられるように思えてしまうんです。
　　母：今日はずいぶんいつもと違うと思います。
　　Th：じゃあ少しお聞きしたいのですが，今のこの状態がもう治っているようなものだとすれば，一体私は何をすればいいんでしょうか？
　　母：えっ，やっぱりもう治ってしまっているんですか？
　　Th：そりゃそうでしょう，お母さんは悩んでおられても，なにも困ってらっしゃらないし，何より「元気」なのですから。ここは困っている人が来るところだと思うんです。

　「これは一体なんのセリフだ」と思われるかもしれません。しかし，これらのセリフは，治療者Yの面接を見られたことのある方なら，「いつものセリフだ」と即座におわかりいただけると思います。これは，治療者Yの面接でよく耳にするいくつかのセリフです。こんなに訳の分からないことだけを書いていても，よけいに混乱が深まってしまうだけかもしれません。それに，こんなセリフだけで治ることなど，皆無に等しいくらいにほとんどありません。

　しかし，やっぱりこのセリフは，治療者Yの面接を最もよく表しているように思えてなりません。面接全体を逐語で表すとすれば，もう少し何かが見えてくるのかもしれませんが，実際にはこうしたセリフが治療者Yの「引き出し」には詰まっていて，それを本当に適当に使い分けているだけです。

　このようなやりとりは，治療者Yの面接では日常茶飯事ですが，なぜこんな馬鹿げたやりとりをするのかについて述べてみたいと思います。結論からいえば，入念な下準備として必要の有無に関わらず様々な情報を集め，その上でこのような馬鹿げたやりとりをしています。

　ただ，いかに観察力があったとしても，それは治療の場で起こっていることを，短期的にも長期的にも「理解・観察・解釈」できるという能力にすぎません。いわば，研究者として必要な視点ではあるでしょうが，臨床家として必要

な能力ということではありません。治療の主要な要点が「変化の導入」であるとするならば，やはり「どのように変化を導入するか」ということが重要なポイントとなっています。そして，「どのようなことに重きを置いているのか」ということが，より簡便に「変化」を導入することにつながっています。

　こうした「変化の導入のための技術」とでも表現する方がよい点については，先の観察だけでは意味をなさないことは周知の事実です。治療者Yの面接でよく見られるメッセージの例がいくつかありましたが，答えはその中にあります。ただし，5つの逐語録は，「逐語1と2と3」で類似の方法であり，「逐語4と5」でも類似の方法であり，なおかつこれら全体が同様の方向性を持つものであるといえば，不思議な感じがされるかもしれません。しかし，実際にこれらの逐語には共通した意図があるといえるかもしれません。

　全体を通じての共通点とは，簡単な表現を使うならば，「落差」です。「落差」という説明だけでは誤解されるかもしれませんので，もう少し詳しく説明してみましょう。

　治療場面での「変化」を引き起こすための治療者の利用できる道具となるのは，治療者が自ら発する「言葉」だけです。システムズアプローチだけでなく，多くの心理療法は，「言葉」を用いて「変化」を導入しようとします。絵画療法や箱庭療法などでは，絵を描くことや箱庭を作ることによって「変化」を導入しようとしますが，すべての心理療法は，治療者が患者との間でなんらかの相互作用と称するやりとり（厳密な意味ではなく，広義のコミュニケーション）をすることによって「変化」を導入していることには変わりはありません。そして，その中でこの治療者がたまたま利用しているのが「言葉」ですが，言葉より使いやすいものがあれば，それを使えばよいことです。

　さて話題を元に戻しましょう。先に「落差」と表現しましたが，それは「治療者の豹変ぶり」という意味での「落差」という方が近いかもしれません。日常的な会話の場面を想定していただければわかりやすいのですが，コミュニケーションという行為は，相手の先行する会話と自分が発する次の会話には，関連が常に求められるものです。その関連性は，常に意識されないままである

にもかかわらず，コミュニケーションの前提であるとされています。そのつながりが全く見られなくなるコミュニケーションの一例として，ヘイリー(Haley, J.) は「分裂病者のコミュニケーション」を掲げています。[3]

5つの逐語録の内の「逐語1と2と3」では，コミュニケーションの接続という意味からすれば，非常に濃密な関連性を作り出しているといえます。通常のコミュニケーションでは，相手が語った内容に基づいてしかその関連性は作られないことが普通です。しかし，この「逐語1と2と3」の会話では，その関連性が話していないような内容にさえ言及しているということが共通点です。この種の「落差」は，メッセージを発した側が発していないと思いこんでいるメッセージの内容に立ち入るという方法だと表現することもできるかもしれません。個人的にこの方法は，「積極的共感」と命名しておりますが，まさにその基本は「共感」と同様です。しかし，心情的に同様ということではなく，むしろ表面的なコミュニケーションのつながりという意味において同様だと考えられます。

一方，「逐語4と5」では，むしろコミュニケーションのつながりが途切れているかのように接続を行っていることは一目瞭然だと思います。単純にそれほどの親密度がなければ，これらのメッセージは「治療者がコミュニケーションの接続を誤った」と理解されがちな内容です。しかし，この「逐語4と5」の会話でメッセージの関連性がないと思うのは，メッセージを受け取る側がどのような枠組みを持っているかによって異なるものだということです。息子との関係を「気まずいものになってしまった」と意識している父親にとってみれば，「父子関係は最悪の状態である」という枠組みを持っています。当然治療者から見たとしても，「気まずい関係」として評価されると考えています。そこに治療者が「うまく関わっている」という枠組みを提示したのですから，この父親にとってみれば，治療者のメッセージは非常識なメッセージとなります。こんな場面で「うまく関わっている」と言われていることを考えた場合，多く

---

(3) Haley, J.: *Strategies of Psychotherapy.* Grune & Stratton. 1963.（高石昇訳：戦略的心理療法――ミルトン・エリクソン心理療法のエッセンス――，黎明書房，1986。）

は,「うまい」という言葉が比喩となっていて,「お父さんは怒らせるのがうまいですね」という皮肉として受け取られてしまいます。適切なメッセージの接続として理解されず,皮肉としての意味であると誤解されるのは,むしろ当然です。

　しかし,一般常識と異なる視点ではありますが,この場面の解釈を少し違った視点から眺めればどうでしょうか。視点を変え,うまくいくかどうかよりも,父子の交流を父親が積極的に創造しようとしているかどうかという視点で評価を考えれば,この父親は何とかしようと関わっていることは事実です。この視点で考えるならば,治療者のメッセージは父親に対する皮肉などではなく,当然のメッセージとして考えることもできます。いわば,コミュニケーションの接続とは,その会話の内容そのものに対する関連性を必要としているのではなく,ある会話に付随している「枠組み」に関連していることが必要だと考えられます。

　患者さんたちから見ると,この治療者との会話は,非常にやりづらいものなのかもしれません。初期段階や毎回の世間話では,「言わずもがな」で相手の思いや状況を理解しているかのようなメッセージのつなぎ方を繰り返します。いわゆる「逐語1と2と3」のようなメッセージの接続です。「もしかすると……」という前置きに続いて,それまでの話の状況因子から推測した困難状況を示すという方法は,よほどの違いがない限り相手を不愉快にさせることはありません。むしろ,話さずとも伝わるという感覚を持ってもらえます。この接続は,非日常的であった治療という場の緊張感を低下させます。

　しかし,治療が進展するにつれて,治療者はこれまでとは全く異なる,意味不明で,患者さんたちが予測してもいない突拍子もないメッセージを提示することになります。これが「逐語4と5」の接続です。そこでは,極論すると,一見何のつながりもないかのように思えるため,「治療者がその前後のメッセージの意味を取り違えたのではないか」「何かを誤解したのではないか」「先行するメッセージの解釈違いではないか」などと思えるつなぎ方をしています。それは,例えば,「いったい誰があなたに泣けといっているの?」「どうしてそ

んなにうまくできてしまったんですか？」などは，彼らにとっては思いもよらない発言となります。これによって，患者・家族は，自らの前提となっている状況理解と，治療者の状況理解の差異を埋める作業をしたくなります。それは，患者・家族の最初の受け取り方が「困惑・混乱」に近い状態だからです。そこでついで提示される治療者の枠組みは，彼らにとって考えてみなかった発想を求められていることになることが多いのです。

　治療の場面で必要なメッセージの接続は，「逐語3と4と5」だと思われがちです。しかし，これらのコミュニケーションが一方だけでは効果はあまりありません。同一の治療者との，良好な関係が促進されている中でこのような落差のあるコミュニケーションが生まれることが大事なのです。いわば，2つの形式のコミュニケーションの接続がセットになってこそ成立するのです。特に，「逐語3と4と5」のような接続をすれば，患者さんたちの反応の多くは，「ちょっとした治療者の勘違いだろう」と，あまり深刻に意味のあることとして受け取ってくれません。むしろ，これまでのように「この治療者はよくわかってくれているはずだ」という前提に動かされているため，「ちょっとした言葉の行き違い」程度の反応になります。しかし，治療者が患者・家族からの反意に対しても全く動ぜず，これまでにない物事のつながり方や切り取り方による解釈を示しはじめると，患者さんたちにとっては「なにが起こったのか，よくわからない」という混乱・困惑といった反応が生じます。ただし，この混乱や困惑は，患者・家族にとって危機的なものであったり，極度な混乱の末パニック様の状態を生むものであってはなりません。ほんの少しの動揺・混乱・困惑など，これがすべての変化の最初に必要なことではないかと考えるのです。

Ⅲ 相互作用の中の治療者

　最初に記載した一部のメッセージのやりとりでもお気づきかもしれませんが，こんなメッセージだけを連発しているようでは，変化はとうてい望めません。しかし，それ以前の段階で，ある程度の安定した治療でのやりとりを続けてい

れば，全く別です。このような「落差」のあるメッセージのつなぎ方をした場合，意味のないはずのメッセージのつながり自体に，通常とは全く異なった語用論的な特別の意味が付与されることになります。

　ふつうのコミュニケーションにおけるメッセージは「そのメッセージに先行するメッセージに対応する」という前提で発せられると考えられます。この前提を証明するのは，言語学でいうところの語用論的な視点です。「メッセージの規定する意味は，そのメッセージ自体の内容によって規定された意味とともに，メッセージに関与する人との関係性によって生じる意味がある」という前提がそれです。

　しかし，2つのメッセージのつながりというセットで考えれば，メッセージは，「後続するメッセージによって先行するメッセージの意味が規定される」という視点も存在するということになります。その意味では先行するメッセージの規定は，最終的に次なるメッセージによって決定されることになります。そして，次なるメッセージの提供者は，必ず先行するメッセージの意図と，自らのメッセージとの関連性を考慮し，なおかつ2つのメッセージの関連性についても参照していると考えられます。

　語用論的なコミュニケーションの効果を考えるならば，先行するメッセージと後続するメッセージの受け手との間で意味不明なつながり方をしていると判断される場合には，必然的にメッセージの発信者と自分の関係をもメッセージの受け手は参照することになります。そして多くの場合，この治療関係とよばれている二者関係が良好であればあるほど，メッセージの内容よりも，参照された関係に準じてメッセージの接続の意味を創造しはじめたり，そのメッセージの補足・修正のため，先行するメッセージの修正を求めるメッセージを発することになります。しかしこの補足・修正を求めるためのメッセージを発するということ自体は，すでにつながりのなかったメッセージの関連性について言及することになり，結果的につながりのないメッセージの関連性を強化するこ

---

(4) 西阪仰：コミュニケーションのパラドクス，土方透・ルーマン編，来るべき知，勁草書房，1990。

とになります。

　他人のような関係の中で，メッセージのつながりに違和感が生じれば，それは「相手が不適切なメッセージの接続を行った」という結論によって処理されてしまいます。いわば，「相手がメッセージを間違った」と理解され，メッセージは無効化されてしまうだけです。しかし，そのメッセージの提供者との関係が良好であれば，「相手が自分の理解できないメッセージの関連に基づいて接続を行った」のか，「相手との関係の理解が間違っている」かのどちらかを選択しなければならなくなり，そこでの選択は「関係が良好であれば，接続に意味があり，その意味を自分が理解できないだけなのだ」ということになります。

　この処理作業は，「メッセージの接続」と「メッセージの発信者との関係」といういずれかに誤解が生じていると考えることからはじまります。そして，より優先するのが「関係に関する評価は正当である」という前提で，「メッセージの接続に特別な意味がある」という結論が下されることとなります。

　少し複雑な説明をしましたが，この方法は，単純な笑いを生じる場合のコミュニケーションと同様といえるかもしれません。それまでのテンポや場面と異なり，突然これまでの状況を一変するような，内容が先行するメッセージとは無関係に発せられれば，やはり驚き，動揺し，あわてるのは当然だと思います。

Ⅳ 「落差」は本当に特徴なのか

　会話をしている最中は，聞き手の側からすれば，相手の話が2人の会話によって生まれた文脈によって，つながりをもつものであるという前提があります。日常の会話は，何気ないあいさつであっても，必ずそうしたつながりを持っているものです。しかし，このような治療者からの「落差」のある働きかけは，あるべきつながりが突然なくなってしまったかのように感じられます。聞き手にとっては，聞き手が意識しているレベルでの文脈のつながりがわから

なくなるために，このような会話が「落差」として感じられるのです。表面的な内容からすれば，メッセージをAとして理解すればいいと思うけれど，Aという理解であれば，これまでのメッセージのつながりと一致しない。そうなると別のつながりを考えるのが，共通のコミュニケーション行為の基礎となります。

　それまでに治療者との会話があり，そのメッセージのつながり方を基本として，治療者との関係は形成されます。特にジョイニングの段階では，相手の会話のつながりに基づいて治療者はメッセージをつないでいきますから，最初は相手の思うとおりの文脈が形成されることになります。ところが，介入の段階になったら，それまで普通につながりがあった会話に，つながりが途切れてしまうことになります。このつながりが途切れるということは，メッセージを受け取る家族からすれば，つながりがないと思い込んでいるだけで，何らかのつながりがあるのかもしれないと考えるようになります。これが「落差」，予期しないコミュニケーションのつながりとでも表現すればいいのかもしれません。家族にとってこの落差のあるコミュニケーションは，治療者のメッセージを，その文脈に適応させて理解すべきか，メッセージ自体の意味に基づいて理解すべきかという選択を迫ることになります。

　問題が改善しないという状態を「コミュニケーションを決まった形でしか処理できなくなっている」と考えれば，「落差」のあるコミュニケーションが生じることによって，これまでにない処理を行うことを要請していることになります。それは，対話の続く場においては，そのコミュニケーションをなんらかの形で処理しなければならないからです。ただ，その条件は「治療者との関係が続く限り」という条件下で，治療者との関係を切るか，コミュニケーションを何らかの形で処理するか，そのコミュニケーション自体がなかったこととするか，いずれかの選択になります。処理方法をあれこれ考え，これまでのつながりを切らない条件下に処理するとしても，「治療者が勘違いしている」「治療者がちょっとボケていた」といった処理もあるかもしれません。しかし，一瞬ならそういった誤解もありえるでしょうが，一群のやり取りになれば，なにか

意味があるのかなと思う可能性が高くなります。

　このように落差のあるコミュニケーションは，治療者との関係を疑うか，メッセージ自体に意味があるか，どちらかの選択を迫ることになります。そして，治療者との関係を疑う必要がないのならば，選択肢は「治療者のメッセージに気づかない意味がある」と考えるようになると思います。いわば，治療者のメッセージに何らかの意味があると考えたときに，「それはどのような意味があるのか」について考えることになります。そして，その基本となるのは，自分たちの枠組みを疑惑の対象とするのです。

　治療者が治療的な変化を引き起こさねばならないと考え，あれこれ適切なコミュニケーションが何かについて考え込むことよりも，極論すれば単に「落差」を生めばいいのだと思います。つながりのある会話の中に「落差」があること，それは，ある部分にはつながりがありそうだが，基本的には違うということが大事だと思います。患者・家族が，Aという事象については「うまくいってない」と考えていたとすれば，治療者はそのAという事象は「うまくいっている」と言います。そこには，話題の元となっているAという事象には変わりがありません。しかし，「うまくいっている」か「うまくいっていない」という評価に関する「落差」が生まれることになります。

　意識的に落差を作ることが変化を引き起こすことになるとは思ってはいません。ただ，結果的にコミュニケーションに「落差」が生じればいいのだと思います。治療者が話したとおりに彼らが考えるという必然性はありません。これまで「落差」を生もうとすると，治療者としての大いなる意図があるとされてきました。たしかに，その瞬間のことであれば，意図はあるといえます。しかし，人同士のつながりの中でコミュニケーションを楽しむためには，次にどのようなメッセージが生まれるかわからないということが最も楽しみなことだと思います。

　変化した先に，彼らなりにもっと落ち着くところがあるのであって，その落ち着くところをこちらから規定するのはよくないと思います。治療者が独自に決定したゴールは持たず，また，治療者のゴールに落ち着くかどうかは別とし

て，彼らがどこに落ち着くかは，その場での相互作用によって生じるものです。無責任に聞こえるかもしれませんが，やってみないことにはわからないものなのかもしれません。そこには，ある一定の状況に落ち着かせようという治療者なりの意図もありません。治療者が落ち着いたと思えるのは，あえていうなら，彼らが落ち着こうとしたところだと思います。

　治療者が「落差」を生じさせるようなメッセージをつくる時に，昔の面接では，そうした意図的な行為，いわば否定的な意味での「操作」があったと思います。昔は，何か決定的に変化に結びつくこと，つまり，治療者がゴールを設定し，そこに話の文脈が構成されるようにしていました。しかし，いろいろと面接をしている間に，まず，ゴール設定そのものがなくなってしまいました。むしろ，ゴールは彼らが勝手に見つけ出すものだと思っています。そして，彼らが「ここで落ち着こう」としはじめた段階で，いわゆる「解決」が構成されたということであり，それを治療者が受け入れられればよいと思っています。

Ⅴ 落差の基本となるもの

　「落差」が変化の導入に有効だとすれば，最初にどのようにして「落差」を生じさせるメッセージを見つけ出すのかということがわかりづらいかもしれません。最初の「落差」は，「治療者」という問題に関わらない外の立場から見た様々な面での枠組みと，患者・家族が考えている様々な枠組みとの違いだと思います。治療者と患者・家族の枠組みの差異ですから，わざわざ悪く見えたり，問題と思える部分だけを探すべきではなく，その行為が良かろうが悪かろうがかまわないのです。唯一あるとするならば，患者・家族の語る言葉が彼らの体験を客体化したものであり，その言葉の持つ厳密な意味をできる限り把握しようとすることが基本となります。なぜなら，もしも「落差」を持ち込んでも，「同じことだ」と言われたり，「もともとそう考えていたんです」と言われるとすれば，そのメッセージは「落差」にはなりません。

　少し戻って，最初のやりとりから見直して見ましょう。

第6章 治療者Yにとっての「対話」とは

　逐語3では，本人は自分の意思で泣いていると思っています。私は悲しいと思っているから，涙が出るという行動をしていると理解しているわけです。それを治療者の方から，「あなたが泣こうと思っているんじゃなくて，他からの働きかけによって，あなたの中で何かが起こったにすぎないんだ」という意味を持ち込んでいます。逐語4は，気まずい雰囲気になっている状況を評価しています。彼らが気まずいと思い込んでいることが彼らの相互作用を促進するのを阻んでいる，と考えました。そこに，「うまくいっている」という評価を投げかけることで，治療者との間で，「うまくいっている」「うまくいっていない」という，これまでとは異なる新しい相互作用を促進できると考えました。逐語5は，問題や症状が治っているか治っていないということについての話題です。患者さんは，治療者に評価を求めたり，自信がなかったり，問題がまだあると思い込んでいたりします。それについて，治療者から，「あなたは治っていますよ」と投げかけ，反応を yes/no の形式に規定しています。ただ，「いったい私が何をすればいいんでしょうか？」という質問は，治っていることを前提にした質問です。「何もする必要がないので困っています。わたしは何をすればいいんでしょう？」この質問であれば，患者さんは治っているという前提に基づいて反応しなければならなくなります。あえて今流にいえば「コーピング・クエスチョン」になっているのかもしれません[5]。そして，「たまたまやっぱり治っているんですか」と聞くことで，「治っていること」を前提として受け入れることになります。

　しかし，勘違いが起こりがちなことなのではっきりしておきたいのですが，これらは面接後の解釈であって，意図的・作為的なコミュニケーションであってはならないということです。あるメッセージのやりとりの後に，「こういうメッセージを言わせよう」「こういう枠組みにしよう」といった，いわゆるコミュニケーションのゴール設定を意識してはなりません。突拍子のないやり取

---

[5] Berg, I. K., Miller, S. D.: *Working with the Problem Drinker—A Solution-Focused Approach*. W. W. Norton, 1992.（斉藤学監訳：飲酒問題とその解決―ソリューション・フォーカスド・アプローチ―，金剛出版，1995。）

りをしているうちに，結果的にゴールのようなものが対話の中で作られていくという感じが重要です。それは，結果的に見るならば，今あるコミュニケーションのコンテクストに楔を打ち込んだことになっているというだけです。

この楔を打ち込むことによる効果は，それによって生まれた変化を，すぐに次につなげるというためにこそ必要であり，いかにこのような変化を増幅させることができると考えているのです。そこには，治療者に「患者・家族なりになんとか新しい枠組みを作られるだろう」という考え方があると思います。これは，考え方というよりも，これまでよくいわれた言葉でいうならば，「信頼」とでも表現するのかもしれませんが，少し違う気がします。

これまでのような治療的介入と呼ぶ場合の行為は，必要のないところであっても，必要以上に治療者が一方的に操作的だったような気がします。それは，たとえば「はい」と言わせようとか，「いいえ」と言わせようとか，「○○なんです」とか，「××だったから，△△であろうと思う」といった，理想的ではあるけれども，強制的な意味が強かったように思います。当然のように，そこまでやるからこそ，患者・家族が口で「わかりました」と言いながらも，行動レベルでは「わかりました」ではない結果が見られ，それを治療者への反発だと感じていたのだと思います。極端な場合には，治療を受けているのだという立場上，患者・家族は「はい」と言っているのだということがわかりながらも，そんな思いをあえて無視するようにしていたと思います。

Ⅵ 治療者の意図があるとすれば……

では，近年騒がれているようにナラティヴ・セラピーでいうところの共同的な（collaborative）治療関係や，階層性（hierarchy）のない治療関係が本当に理想的なのでしょうか。これは非常に表現の難しいことなのですが，ある意味では理想的であり，ある意味では必要以上に意識しない方がよいものなのではないでしょうか。80年代後半に家族療法の世界を席巻した構築主義（constructivism）や社会構成主義（social constructionism）の概念は，その社会的

第6章　治療者Yにとっての「対話」とは

コンテクストにおいて必要な視点だったのであって，それがそのまま日本の臨床の実状に適切なものであるかどうかは，再考が必要です。

　日本の臨床の実状として，不必要に家族に対する攻撃や非難は多すぎると思います。専門的な視点を備えた援助サービスの重要性からいえば，現状は非常に低次元なサービスしか提供できない状況です。しかし，だからといってアメリカの80年代のように患者側の要請が，治療者からの意図に基づく示唆や指示が「治療者の強要である」と一括してしまうことが本当の意味で正しいのかといえば，そうでもありません。ただ，社会運動の一環としてのナラティヴ・セラピーの登場という側面は無視できないものです。

　その意味では，日本の臨床の実状と，アメリカのそれは，大幅に異なったものだといわざるを得ません。精神分析医があちこちに散見し，皆保険ではないが故に高度なサービスが受けづらい実状がある世界と，国民皆保険で，ある程度サービスが均一化している日本のそれとは，根本的に異なっているのが実状だと思います。数年後にアメリカのような社会になったとしても，それでもなお国民性というべき社会適応の準拠枠が異なるのですから，輸入されたナラティヴ・セラピーをそのまま信じることには危険性があると思えます。

　しかし，一方ではナラティヴ・セラピーで語られていることが，臨床の上の基本となる姿勢であるとするならば，それも重要なことです。ここ1年間，いろいろな場で話をさせていただき，「いかに相手の立場，気持ち，情動，心の動きなどを正確に，適切に把握し応対することが必要か」ということを繰り返してきましたが，その度に講師としての自らの無能さに行き当たっていたのは，その具体的な指標がないことでした。ジョイニングという言葉はあれども，あまりにも抽象的な言葉であって，臨床的な具体性にはほど遠いものだったからです。それを如実に表していたのは，事例のスーパービジョンを行ったときのことです。多くのスーパーバイジーは，事例への対応の改善を趣旨としてスーパービジョンを要求しています。しかし，そこで語ってきたことは，常に「ジョイニング不足」という一言でした。介入の方法論を示唆することもできないわけではありませんが，それ以上に様々にスーパーバイジーが思いつく技

法を利用したいというのならば，根本的な治療関係のあり方を改善しないことには，高度な治療を行うことはできないという結論だけでした。

さて，誤解を恐れずに現時点で考えている範囲の意図を述べるならば，それは「治療者の仕事は，おこりうる相互作用を想定して，その相互作用がおこりやすくするための働きかけとして何をどうするのかを選択することである」ということ，そして「治療的変化の導入過程で，それまでの治療によっておこっているコンテクストに合わせた相互作用を想定することが必要で，その相互作用を特定することは，治療者にとって不可欠な事項である」ということです。これでは，なんだか難しいことのように思えるかもしれませんが，要は必要以上に介入的にならないようにしながら，ある種の方向性を持たなければならないということです。このために必要なことは，やはり治療の場での相互作用がどのように構成されているかについての理解が常に必要になります。

そのためにあえて従来からある視点を取り上げたいと思います。それは，表現の難しいものなのですが，「対話における自己再帰性（reflexivity）を高めるような質問のあり方」ではないかと思われます。個々の心情風景が手に取るように分かっているとすれば，その心情風景のいずれに依拠しながら，どの話題を提供することが最も適切な文脈構成に役立つのか，それが最も大切なこととなります。そのためには，個々の対話における質問が，質問を受ける当事者にとって自己再帰的になるようにすることが重要なのです。

たとえば，「あなたはいつ結婚しましたか」と聞くよりも，「あなたの結婚式で，最も忘れがたいのはどのような出来事でしたか」の方が，その当時のことを回想した中でないと解答できないこととなります。単純に「どうなるとよいとお考えですか」と問うより，「変わったときに，何をしている自分が最も変わったことを実感できますか」の方が，よりその人自身の思いを表現しやすくなるはずです。

このような質問は，トム（Tomm K.）が再帰性質問によって提供したアイデアの延長にあるものです。ただ，単発の質問として用いるのではなく，様々に

---

(6) Tomm K.: Interventive Interviewing part II. Reflexive questioning as a means to enable ╱

交錯する文脈構成の補助的手段として，積極的に用いることが重要だと思われます。

Ⅶ 問題の再構成

　ナラティヴ・セラピーとシステムズアプローチでは，その前提になる認識論やアナロジーが異なるため，併記して比べることはできませんが，典型的な類似点は，「治療における治療者―患者・家族間の相互作用を外部観察した場合の類似性」だと思われます。

　ナラティヴ・セラピーの中でも，グーリシャン（Goolishian, H.）らの「言語システム理論（language systems approach）」と称される方法論は，言語による相互作用行為を基本として現実が構成されているという面から「言葉」にこれまでと異なる注目をしました。(7)この点については，システムズアプローチも同様で，「全ての患者・家族や，治療者の用いる言語は共通のものではない」と考えてきました。「言語システム論」では，言葉そのものを記号レベルに棄却し，個々の言葉の指し示す意味を明確にする作業の中から，社会的な場面で構成されてしまった治療に来談した段階のドミナント・ストーリーを再構成するのだとされています。しかし，システムズアプローチでは，ベイトソン（Bateson, G.）がラッセル（Russell, B.）らの論理階型（logical type）から発展した「枠組み」という考え方にその基礎を置いています。その発展したものとして登場したピアース（Pearce, W.）とクローネン（Cronen, V.）の「CMM 理論（coordinated management of meaning）」(8)は，ベイトソンが「内容と文脈，コミュニケーションとメタ・コミュニケーション」などに大別した枠組みの階層性を発展させ，社会的に交わされる個々の言葉を「発話行為―エピソード―関係性

　　\self-healing. *Family Process*, 26. pp. 167-184. 1987.
　(7)　Anderson, H., Goolishian, H.: Human systems as linguistic systems—Preliminary and evolving ideas about the implications for clinical theory. *Family Process*, 27. pp. 371-393. 1988.
　(8)　Pearce, W., Cronen, V.: *Communication, Action and Meaning— the creation of social realities*. Praeger, 1980.

―人生脚本―家族神話―文化規範」の6段階に分けることを提唱しています。システムズアプローチでは，この考え方に準じて，個々の「言葉」が指し示している下位の枠組みの集合には差異が含まれており，個々人の用いる言葉が，その下位にどのような枠組みを持つか，同一階層の枠組みであっても，その関連性に差異があると考えてきました。

方法論・技法論として言語の取り扱いに細心の留意をすることを命題としてきたシステムズアプローチでは，少しでも理想的な臨床サービスを提供するためには，治療者が「言葉」に細心の注意を払い，言葉の指し示すモノに対する興味を持って取り組むことが重要だとしてきました。ただ，臨床がサービスである以上，来談された患者・家族にとって「わかりやすいこと」も重要だと考えます。臨床サービスが「わかりやすい」と思ってもらえるためには，これまで専門的な立場で考えられたり使われてきた言葉を用いずに，なおかつ現在の問題がどのようなものであり，それがどのようにすることで解消する可能性があるのかを示すこと，いわば「問題の再構成」が重要であると考えてきたのです。

「問題の再構成」とは，単に問題を再定義することではありません。患者・家族が来談した段階で考えている問題とは，それぞれがこれまでに問題に対処するために定義されたものとなっています。いわば，使い古された解決策を作るために作られた問題の定義だったと考えられます。その定義に準じて新たな相談をはじめることは，やはりその使い古された解決策に近い方法しか試すことができないこととなります。

そこで，まず問題がどのようなものであるかを治療者が理解することからはじめます。これは単純な作業で，システムズアプローチに準じて問題のパターンやそれに関連する枠組みを把握するだけで十分です。ジョイニングをするための情報収集と，問題に関わるパターンの関連や，それに付随した枠組みを話してもらったり，実演してもらったりするだけでいいのです。

そして，それらの情報を仮説化し，その仮説の中から変化の対象となりうる部分で，かつ患者・家族にとってこれまでにない取り組みを要請するものを

「問題」として定義するのです。あえていえば，問題に関わるパターンや枠組みの中から，強調点を変えると考えても良いかもしれません。ただし，ここで作り上げる「問題」には一定の条件が必要です。それは，その際定義された「問題」が患者・家族から見て容易に解決可能なものであると考えられることが条件です。加えて，それがだれもが犯しやすい単なるミスによって生じたとの意味を持つことが必要です。本当に解決が容易かどうかはともかく，最悪でも，これまでに解決すべきだと考えてきたことよりも，再定義した問題の方が「取り組みやすい」「なんとかなりそう」「具体的な解決行動が分かる」などの条件が必要です。加えて，その原因を考えた場合，世の中でよくおこりうることだから，しかたのないことなのだと思えることも必要です。

　これはある種の言葉のトリックのようなものですが，問題について語るという作業は，原因を特定することにも繋がります。その原因を特定するための話の文脈に「具体的な行動レベルの対応とつながりを持たせること」ができれば，実は「解決」について暗黙の前提として語っていることになるのです。例えば，「校内のいじめで自信を失ったのだ」と思い込んでいる患者・家族に対して，「戻るためのきっかけを失ってしまった」という原因や問題を設定すれば，そこには「戻るためのきっかけを作ること」によって解決するのだという前提が含まれています。この例ほど単純ではありませんが，具体的な対応が見えてくれば，多くの人にとっては「何とかできるかもしれない」という希望的な観測が生まれることとなり，そこには具体的な行動の動機づけも高まり，治療者との関係も良好なものとなります。

　ある調査データでは，心理療法の効果は「4割が患者・家族のやる気，3割が治療者との関係のあり方，3割が治療の方法論」とされています。これをこの「問題の再定義」に当てはめたとしても，ほとんどの事例が成功することになります。さらに，前述のナラティヴ・セラピーのような個々の言葉に着目して，治療者が患者・家族との対話的な要素に留意すれば，より効果的になることはいうまでもありません。ただし，この「問題の再構成」という方法は，ある程度治療者の方が様々な配慮ができること，枠組みを自由に操作できること，

治療の場の文脈をいかようにも構成できることなどの基礎的な技能が必要です。それらの基礎的な技能については，システムズアプローチの基礎的な認識論を把握した上で，繰り返しトレーニングを積むことが必要だと思われます。

Ⅷ ひとことずつのつなぎ

　さて，治療において治療者が用いることができるのは，「言葉」そのものです。それ以外にも非言語的なコミュニケーションを用いることもできますが，主要なものは「言葉」になります。先に示したように，システムズアプローチでも言葉の重要性は変わらないのですが，その言葉の重要性に応対しようとするということは，どのようなことになるのでしょうか。

　治療におけるやりとりそのものを記述したものを逐語録と呼んでいます。本書でもいくつかの逐語録が提示してありますが，それぞれの言葉の一つ一つにこれまでの言葉とのつながりの中での関連性があることを示してあると思います。治療者の能力が高かろうが低かろうがかまいませんが，このような逐語録に自分なりの解説をつけてみると，自分の対話能力がよくよく分かるはずです。個々の言葉のそれぞれの持つ意味が即座に分かるのならば，面接であっても同様に自らの言葉に対して注意を払うことができているのかもしれません。しかし，このような解説をつけることが困難であったり，前後関係から適切な解説でないものしかつけられなかったりするのであれば，それは面接においても言葉を適切につないでいるとはいいがたいと思われます。

　このような言葉に対する関心がどの程度あるか，これは治療者としての能力に関わる問題です。相手の話をどう聞くのかといえば，いくつかの可能性が考えられます。まず，そのセンテンスの中での「内容を理解すること」「話している内容と場面との関連を理解すること」，これまでのセンテンスとの関連性の中で「前後のつながりを理解すること」「前後のつながりと内容との差異に関して理解すること」「これまでに示された枠組みとの関連からこのセンテンスの内容の位置づけを理解すること」などなどがあります。単純にいえるのは，

第6章 治療者Yにとっての「対話」とは

「そのセンテンスの内容だけを聞いていても何も分からない」ということです。常にこのような聞き方をしながら，その中で呼応するように「話」をすることがシステムズアプローチの基本的な言葉のつながりを作るという作業なのです。

このようなひとことずつのつながりを重視すれば，結果的に適切な応対をすることに繋がります。その適切な対応であることの証は，面接が終わった段階ではっきりします。それは，まるで予定していたかのように順調に会話が進んだという印象がそれぞれに残るからです。これがよりはっきりするのは，ケースレポートをまとめたときだと思います。まるで一本の線路の上を歩いてきたかのように，治療の中での意図が次々に明らかとなり，一定の戦略性があるかのようにさえ考えてしまうことも少なくありません。

このように，システムズアプローチでは初期段階でこのような個々の言葉を重視することはありませんが，より洗練された方法を行使しようとすればするほど，個々の言葉に対する関心を深めることが重要です。もしも治療の技能を高めようとされるのであれば，だまされたと思って一度試してみて下さい。間違いなく上達することを保証できると思います。

第7章
システムズアプローチはどこへ？

　認識論的な側面の特徴と，臨床的な場面での考え方のそれぞれをここまで示してきましたが，最後に治療者Yの現在の臨床における研究対象について少し触れておきたいと思います。

　一つは，言語システム論（Linguistic Systems Approach）です。これは，グーリシャン（Goolishian, H.）とアンダーソン（Anderson, H.）が1988年に提唱した考え方ですが，基本的な考え方は，社会構成主義（social constructionism）に基づくものです[1]。人は，言語活動を通じてのみ社会的に自己を位置づけていると考えれば，治療における治療者—患者・家族間の言語活動は，まさに患者・家族の現実を作り上げる作業になると考えられるというものです。近年，アンダーソンはこの考え方を推し薦めてはいますが，これがすべてではないにしても，臨床においてこれまでからひっかかってきた「言葉」の問題に対しては，一定の指標を提示してくれているように思われます。

　もう一つは，オートポイエーシス（Autopoiesis System Theory）のことです[2]。第一世代家族療法は，バートランフィーの一般システム理論をその理論背景として流用し，家族集団に対する新たな視点を提供しました。しかし，70年代にシステム論に関する議論が自己組織システム（Self-Organization System）へと

---

(1) Anderson, H., Goolishian, H.: Human systems as linguistic systems—Preliminary and evolving ideas about the implications for clinical theory. *Family Process*, 27-3. pp. 371-393. 1988.

(2) Maturana, H. R., Varela, F. J.: *Autopoiesis and cognition—the realization of the living*. Reidel Publishing. 1980.（河本英夫訳：オートポイエーシス，国文社，1991。）

転換をはじめましたが，自己組織システム論自体が多様性を持つもので，無機的現象と有機的現象の理論が混在したままであったため，認識論的な部分だけが先行して導入されました。そのため，オートポイエーシスが提出されて以来，そのことがはっきり区別された部分も少なくありません。このような経過の中では，依ってたつべきシステムに関する考え方が明確に示されていない反面，より有効な視点の獲得が可能かもしれないという思いがあるのです。

最後に，臨床的方法論を含む日本におけるシステムズアプローチは，今後独自の発展を期待されている領域であると思われます。これまでは臨床利用域でのみ活用されてきましたが，今後は利用できる領域が格段に広がりつつあるものと思われます。そのためにも，本書で取り上げてきた我々のシステムズアプローチの特徴を再考し，これからにつなげることが必要ではないかと思われます。その意味でも，終章に相応しい「これからのシステムズアプローチ」について述べておきたいと思います。

I 言葉にならない「言葉」を駆使して

このような文章で「システムズアプローチとは何なのか」を表現しようとすると，いつもひっかかってしまうことが一つあります。それは，出来上がった文章を自分で読んでいるうちに必ず起こってくるある種の感覚です。うまく表現できないのですが，そのままの気持ちで表現すれば，臨床現場でのことを記す場合に起こる「こんな雰囲気じゃなかったと思う」「こんな感じじゃなくって，もっと違った雰囲気があった」など，言いはじめればきりがないほどの自分の文章に対する懐疑的な印象です。懐疑的というほどましではない場合も多いように思います。「何となくニュアンスが違う」「語調の雰囲気が伝わってこない」などというのはましな方で，ひどい場合は「言葉にすると逆の意味になってしまっている」「言外の……の部分に意味を持たせるための間合いがあった」など，補足としての説明を山ほどしなければならないほどの大きな違いが見られるということです。

このようなどうでもいいことにこだわるのがよくないのかもしれませんが，やはり多くの方から同様の話を聞くことがあります。本書作成のためディスカッションに協力していただいた臨床家が話をしても，やはり具体的に示されている言葉による内容よりも「阿吽」の量の方が多いように思います。

治療という行為の中でもシステムズアプローチが言葉というものを多く使う以上，言葉についての考え方について語らないのは片手落ちのような気がします。ここでは，言葉の持つ危険性について述べ，その危険性をあえて利用するということがどのようなことなのかについて述べておきたいと思います。

I-1 言葉に対するひっかかり

どうして文章を書くことに関して違和感を持ちこだわるようになったのか。この疑問は最近生まれたものではありません。むしろ，文章を書くようになる以前に，様々な先生とのディスカッションをしている段階からこの種の疑問が湧いていたと思います。鮮明で正確に記憶しているのは，1990年の日本心理臨床学会でのディスカッションの時だったと思います。

家族療法的アプローチを行った症例を発表された数名の先生に対して「なぜそのような戦略（介入方法）を思いつかれたのか」という議論になったおりに，いろいろな意見が会場から投げかけられました。それらは，いわゆるもっともらしい家族療法的，もしくは心理学的な理由がありそうな感じがする意見であったと思います。しかし，いずれも「なぜ」という理由についての説明を明確にされていることが気になりました。そこで思わず私が，全く場に合わない意見を投げかけたのです。それによって突拍子もない議論が始まったといえるかもしれません。そのきっかけとなった私の意見とは，「戦略設定の理由を後からつければいろいろつくかもしれないが，実際にその時にそうしようとしたことに理由はないはずであり，『何となくそうしたのだ』というのが家族療法を誤解されないようにするためには必要な回答ではないか」という意見だったと記憶しています。しかし，この意見は日本心理臨床学会向けの発言ではなかったようです。というよりも，心理療法が科学という看板を背負っていくた

第7章　システムズアプローチはどこへ？

めには，してはならない発言であったのかもしれません。

今にして思えば，「なんと説明足らずの発言をしたか」と穴があったら入りたい心境です。私がその時本当に述べたかったのは「治療というものに対しての視点が，従来の科学と呼ばれもてはやされてきた方法論とは全く異なり，治療者自身も治療という行為をする主体者ではなく，すでにある意味での客体であり，その客体たるものが一方的に戦略を決定したなどと語ることがおかしいのではないか」ということが伝えたかったのです。いわば，治療者が主体的に「戦略を考案・選択した」という表現は，その表現そのものがシステムズアプローチの「モノの見方」とは異なるものだということだったのです。

すでに本書を読まれてお気づきのことと思いますが，本書では一応治療者の行為のそれぞれについて説明を加えていますが，それはあくまでも「事実」としてではなく，第三者的な立場からの予想や予測に基づいた説明にすぎません。治療場面での事実は，このような説明によって全てが解き明かされるものではなく，あえて述べるとしても「個々の治療を受けた患者・家族の体験に基づく記述の中にある」と述べるべきであり，それさえもある種の客観的情報にしかすぎないと思われます。[3]

ベイトソンが「石を蹴った場合，その後の動きはある程度は計算によって予測可能である。しかし，犬を蹴った場合，その後に起こることを予測することは不可能である」と当然のことを述べたのは，はるか昔のことだったと思われます。[4]しかし，21世紀の現在でも19世紀からの力学的なアナロジー（比喩）によって精神分析を中心として多くの心理療法の説明は成立しており，それに対する疑問はあまり聞かれません。ベイトソンの警告は1950年代の精神療法家に向けて発せられた警告なのですが，この警告は見事に無視され，現在も無視し続けられているのです。いわば，臨床家の多くは，今もこのベイトソンの前提

---

[3] ただし，誤解のないようにしていただきたいのは，このような治療過程における細かな現象・枠組みを把握する視点を持たない限り，臨床的実践は有効には機能しないということである。

[4] Bateson, G.: *Mind and Nature, necessary unity*. E. P. Dutton, 1979. （佐藤良明訳：精神と自然，思索社，1982。）

を無視し続けているといっても過言ではないのです。

　家族療法やシステムズアプローチの世界でも，多くの臨床家がこの種の誤解をしていることの方が多いのです。なによりワークショップでは，愚にもつかない治療構造のことや技法論，加えて家族病理のアセスメントなどまでが登場し，最も大切な認識論的変更が必要なことについてのインフォメーションがないままであっても，それがまことしやかにシステムズアプローチとして語られてしまう始末です。

　しかし，不思議なことに，同じ心理療法の世界においても，ベイトソンの警告の対象となった精神分析や，日本で多くの心理療法家に好かれている非指示的療法は，いろいろな特典があるようです。1つは，治療過程を説明している言葉が力学的な言葉であるということの効果からか，「一応は科学的である」という姿を維持しています。それが屁理屈のようなものであったとしても，理論的な熟成度が理論武装として機能し，結果的に科学的であると信じられています。しかし，本来の科学の立場からは，「科学的らしい言葉によって証明されているが，その証明は再現可能なものではない」という最も単純な再現性を基礎とした非難が聞かれ，その議論が成立しないことも多いと聞きます。[5]

　そのため，ベイトソンが「土地と地図の関係」で示したように，「治療行為と治療行為の説明」とは，根本的に同様のものではないという前提を理解しておくべきだと思います。臨床行為そのものは，再現性のない偶発的現象であるという前提を無視し，そこに科学が存在しているかのように考えることが，臨床を言葉によって説明する場合の最初のトリックになるのではないかと思います。

Ⅰ-2　言葉は意味を内包しているというモノの見方

　いつも何げなく使っている言葉ですが，面接の場面で話す場合には，非常に

---

(5) 様々な立場から，心理療法・臨床科学が科学の範疇から外れるものではないかという議論がある。フロイトの時代以来，心理療法が科学としての立場を保つために行ってきた社会的策動については，臨床関連の心理学史に常に登場している。

第7章 システムズアプローチはどこへ？

気を使わざるをえないと感じることがあります。それは，何げない言葉であっても，その言葉を聞く側にとってみると，非常に深い意図を感じてしまうことがあるからです。それは，評価に関する場面を取り上げるとわかりやすいかもしれません。

　ある不登校の事例で起こったことです。ご両親が相談にこられていたのですが，お父さんは，どちらかといえば仕方なく連れてこられているような気分がまだ残っていた段階の話です。そのお父さんに，子どもの喜ぶマンガを週に一，二冊買ってきていただくようにお願いしました。翌週お会いした途端，お母さんはにこにこ顔で話されました。それは，これまで口もきかなかった息子が，食卓でいろいろと話をするようになり，その上いろいろなお手伝いまでしてくれるようになったとのことでした。理由を尋ねたところ，お父さんがマンガを買ってきてくれたことに対して，息子が驚き，どうしてこんなことをしてくれたのかを父親に聞いたときに，「おまえも大変だろうから，ゆっくり気分転換でもすればいい」と話してくれ，それ以来様子が一変したとのことでした。

　この話をきいて父親にかけた私の言葉は，今も忘れられない一言になっています。それは，「お父さんが今回うまくかかわってもらったおかげで，ずいぶんと彼の様子が変わってきたのですね」という一言でした。当然父親に対する他意はなく，純粋に父親の対応を素晴らしいと思ったからこそ口をついた言葉です。しかし，そんな私の意図はいっさい伝わっていないことが父親の返事で明確になりました。その返事とは，「先生，それは私がこれまで息子に何もかかわっていなかったという意味の皮肉ですか」というものでした。この言葉を聞いたときには，一瞬耳を疑い，我が目を疑いました。そしてその意味が掴めたときには，どう話せばいいか，正直「言葉を失う」という状態にあったと思います。

　これを境に，言葉の使い方については神経質になっていきました。何より，それまで何げない日常の言葉を多用していたため，より一層の言葉の持つ，隠された意味に対しての配慮が不可欠だと実感したのです。

　何げない言葉であっても，我々が気づかないほどの様々な意味を持っていま

す。当たり前のことであるといえば当たり前のことなのですが，面接場面という特殊な状況では，その言葉の意味に対しての執着とも呼べるほどの駆け引きが，そこここで見られます。何より，どの言葉を利用して意図を伝えるかということは，通常の心理療法で学ぶものではありません。表現形式の多様さが強調された結果，技巧に走ることはあっても，真意の伝達のための配慮を欠くことも少なくないと思われます。

　言語学の世界では，それまでの修辞学から意味論への傾倒が見られたと聞きます[6]。それは，文章の構造よりも，その文章内に使われている言葉の多様性や，その相関についての学問領域です。そして，近年注目されているのが「言説」という新たな考え方です。

　言葉のそれぞれは，まずその言語が社会的に規定している，多くに共有されているその言葉自体の「意味」があります。しかし，言葉は基本的に記号ですから，その記号の利用者やその記号の使われる場によってそのときだけの「意味」が生まれることもあります。しかし，言語が日常的な相互作用を作り出す基本である限り，どの体験にどの言葉を当てはめるかは，重要な選択になります。

　子どもの頃，ある体験をしたことを誰かに伝えようとし，その体験の全てを語り尽くすには「言葉が見つからない」という思いをしたことは誰もがあると思います。それを克服するために，できる限り様々な言葉を今持っている言葉との関連の中で位置づけることを繰り返し，それによって言葉の微妙な意味の違いを獲得し，利用できるようにしてきたはずです。しかし，この言葉の獲得過程は，個々人の体験に全て基づくものであり，社会的なコンセンサスを常に必要としているものではありません。したがって，それぞれの言葉の指し示すものが同じであったとしても，それがどのような体験に分類されている言葉であるかは，決定的な共通項目を持つものではないと思われます。言葉が常に社会的に共有されているという前提がありながらも，一方ではその言葉の獲得過

---

(6) Leech, N. G.: *Explorations in semantics and pragmatics*. John Benjamins B. V. Holland. 1980.（内田種臣・木下裕昭訳：意味論と語用論の現在，理想社，1986。）

程での体験との位置づけによって共有されている言葉自体の意味が同じであっても，その言葉にまつわるより大きな枠組みは常に共有されているわけではないと思われます。この違いが言葉の言説，いわばその言葉がどのような大きな枠組みの中に存在するものであるかという違いを明確にするものだということです。

「言葉には意味が内包されている」と考えがちですが，言葉は単なる記号として存在しているものですから，厳密にいうなら，意味が内包されているはずはありません。しかし，言葉は使われることによって意味を発生するものであり，その意味は常に辞書に規定されていることだけを指し示しているものではありません。ただ，言葉を利用する我々自身にとっては，それぞれの言葉が「まるで」意味を内包しているかのような前提でそれぞれの言葉を理解しており，その意味に準じて自らの体験を客体化するために言葉を利用しているのです。したがって，それぞれの言葉には，それぞれの体験を客体化することを前提とした特殊な意味に支配されていることがほとんどなのです。

毎年，年末になると「流行語大賞」というコンテストがあります。そこには「新作言語」の品評会の様相も含まれています。これほど多用な言葉があるにもかかわらず，なぜ新しい言葉が登場するのでしょうか。それは，社会で注目される出来事が変わっていくように，その体験を客体化するためには，消え去っていく言葉もあれば，新しく生まれる言葉もあることになります。そこには，何気ない日常の中で，個々の体験を共有するという行為が，繰り返し行われていることを物語るものであり，その中で言葉の意味が作られていく作業でもあると思われます。

意味のない言葉は存在しないのでしょうが，言葉であるからといって意味が決定されているわけでもありません。このあいまいな状態である言葉を介して他との体験を共有しながら援助行為を行うという心理療法的サービスとは，まさに言葉の一言一句のやり取りだけが全ての世界とはいえないでしょうか。

I-3 枠組みは，存在か，意味か

さて，次に言葉でひっかかったのは，「枠組み」というシステムズアプローチにとっては切っても切り離せないほど単純な言葉です。この「枠組み」という言葉の説明は，ベイトソンの提出した「額縁」の比喩が有名で，それを児島は，「枠」を説明するために用いています。それは，我々が絵画を鑑賞する際に額縁の果たしている役割についての記述です。ベイトソンの述べているのは，「額縁は，我々に『この内側にあるものを注視せよ。外側にあるものには注意を払うな』」とのメッセージを送っていると述べています。ここにあるのは，「他との差異を示す」とのいう作用ではなく，「他と異なるこの部分に着目せよ」という積極的な意味が含まれています。白紙に線が引かれることで領域が分割されることと，白紙の周辺を塗りつぶすことで，白紙の内部に注目を集めるという行為は，異なるものだと考えられるからです。

この例は視覚的に確認可能なもので，人の認知に関わる問題を含んでいます。ただ，この「線を引く」という行為と，「縁を塗りつぶす」という行為は，いずれも「枠づけ」でありながらも，異なる行為だと考えられます。それは，視覚に頼らない言語についても同様です。ベイトソンは，ラッセルらの論理階型 (logical type) を用いて言語におけるこの違いを明確にしていますが，これが有名な精神分裂病の二重拘束理論 (double-bind theory) を作り上げるに至ったことは周知だと思います。

また，心理療法の中で用いられる言葉には，メタファー（比喩・隠喩）というものもよく登場します。ある事例で「ガラスの城」という言葉が登場しましたが，これは没落した名家が世間体を守って家庭内に負荷を課し続けてきたこ

---

(7) 児島達美：心理療法の「枠」は誰が決めるのか―枠・コミュニケーション・関係―, 中井久夫編, 心理療法学の冒険, 星和書店, 1991。

(8) Bateson, G., Jackson, D. D., Haley, J., Weakland, J.: Toward A Theory of Schizophrenia. *Behavioral Science*. 1956. (佐伯泰樹・佐藤良明・高橋和久訳：分裂病の理論化に向けて―ダブルバインド仮説の試み―, 精神の生態学, pp. 295-329, 思索社, 1986。)

(9) Barker, P.: *Using metaphors in psychotherapy*. Buunner/Mazel. 1985. (堀恵・石川元訳：精神療法におけるメタファー, 金剛出版, 1996。)

第7章　システムズアプローチはどこへ？

とを物語るものでした。この「ガラスの城」という言葉を最初に聞いたとき，何を指し示す言葉であるか，いわばこの言葉の示している「枠組み」がわからないままでした。そこでは，「この言葉の指し示す意味についての対話」が必然的に起こり，再度この言葉の指し示していることを言葉によって説明を受け，やっと「ガラスの城」の意味がよくわかり，個人的には「言い得てそのものズバリだ」と感心した記憶があります。

　ここで示されていたものは，「ガラスの城」という言葉に託された「過去と比較した現在の家族のあり方の断片」という枠組みであることは明らかでした。つまり，言葉はその言葉そのものが指し示す枠組みだけではなく，相手との対話によって構成されている中で様々に新たな枠組みを生み出すものであると気づいたのです。すると，大事なことがわかったような気になりました。それは，治療の場で話されていることは，その言葉に託されている言葉本来の内容の指し示す枠組みではなく，面前に存在している治療者への要望や期待を示す枠組みであると考えることもできるのだということでした。[10]

　これ以来，患者・家族の用いている枠組みに対しては，神経質なほどになりました。そして，患者・家族の枠組みを慎重に理解することに集中しているうちに，「では治療者の用いている言葉が指し示している枠組みについてはどうなのか」という疑問に行き当たったのです。心理療法が治療者—患者間の相互作用である限り，患者・家族の使っている枠組みに対して神経質になるだけでは意味がなく，当然その対応をしている治療者自身の言葉とそれの指し示す枠組みに対する気づかいも，同様に必要なのだと考えたのです。

　ここに至ってやっと「システムズアプローチで扱うべきものが枠組みなのだ」と理解できたような気がします。ただ，よく尋ねられるのが「枠組みって存在しているものなのですか」ということです。この質問は簡単に思えますが，実は相当に奥の深い質問です。そもそもここで扱っている枠組みというものが，人間間の言語的な相互作用によって成立しているのであれば，我々の現実認識に基づいた現実の部分を切り取っている中から枠組みが登場しているのですか

[10]　吉川悟：5分でできる情報収集，ブリーフサイコセラピー研究　4，pp. 75-83，1995。

ら，存在していることになります。しかし，科学的な意味での存在しているものなのかと尋ねられれば，それだけを取り出すことはできないものであり，ある意味での概念に基づく抽象化された集合体でしかないのです。

ただ，誤解していただきたくないのは，枠組みが意味を規定しているのではなく，枠組みが言語として用いられた段階で意味が生じるのです。言語化されない意識レベルに留まっているうちは，明確な意味を持つものではないと考えられます。これまでの心理療法が言語の持つ意味論的側面を強調するあまり，まるで話されていることには意味が付随しているのだということを暗黙の前提としていた傾向があります。わずかな誤解なのですが，この誤解は，その後の言語システム理論に至るためには大きな誤解となるのです。

I-4　言語システム理論の有益性

さて，言語システム理論という言葉をはじめて耳にしたとき，これが誤解から始まったように記憶しています。それは，linguistic systems approach という表記であったことがそもそもの勘違いの種でした[1]。システムズアプローチの表記は，systems approach ですから，最初は linguistic という語に目がいかなかったのです。今となってはどのような誤解であったか明確には記憶していませんが，最初は「システムズアプローチの亜流だろう」くらいに考えていたのかもしれません。

ただ，当時欧米からブリーフセラピーの定義に関する侃々諤々の議論がそこここにありました。そこに登場した基本理念は，以下のようなものでした。

> 「ブリーフ学派が共通の考えとして同意したものは次の4つであった。(1)問題は人の内にあるのではなく，人と人の間にある。(2)言語は重要な地図であるが，領土ではない。(3)一般的よりもむしろ具体的で特別なクライエントの行動に焦点を当てる。(4)変化が治療の本質である。このようにブリーフセラピーの共通性は相互作用的見解に基づき，変化を志向することにある。」[11]

---

[11] 宮田敬一：ブリーフセラピーの現状と今日的問題，宮田敬一編，解決志向のブリーフセラピーの実際，pp. 11-27，金剛出版，1997。

この視点は，簡素な記述ですが，重要な認識論的転換を含んでいます。それは，(1)は，人間間の相互作用に問題が生じるのだという，従来の精神病理学の視点からの転換を示していること，(2)言語の意味論的な側面よりも，より広範な意味論的な語用論を重視すること，(3)行動の共通性ではなく，行動の特異性を積極的なリソースとして用いること，(4)心理療法の目的が治療者側の視点から患者側に変わっていることです。このような視点の転換は，家族療法などでコミュニケーション公理を周知していればそれほど違和感はないのですが，一般的な心理療法からすれば，大幅な認識変更を要請されるものだったと思われます。

　そうした認識の変更の先にあったものが，言語システム論であったといえば言い過ぎかもしれません。前述の(2)の項目をより厳密な社会構成主義の視点で眺めれば，あれこれの説明も可能となります。それは，言語を介したコミュニケーションが人同士の関係を作り上げる要素であるということ。そこで用いられている言語には一応の共通性はあるものの，厳密な意味での個々人の体験の差異を内包できるほどの共通性ではないということ。心理療法の場で扱われるべきものは，治療者の理解した患者・家族の経験ではなく，患者・家族が作り上げている言葉の羅列の向こうにある経験であること。これらは，前述のブリーフセラピーの定義を内包しながらも，より臨床の場を説明するために有益であると考えられました。

　この立場で考えた場合，臨床活動の中心は，ある理論に基づいた患者理解ではなく，患者・家族とどのような対話をするのかということになります。そこには，これまでの治療者主体として置かれていた患者・家族を理解するという作業が全く不要となり，代わって，患者・家族の用いている言葉がどのような文脈の中で用いられることによって彼らの経験をどのように描き出しているのかということとなり，そこにどのような対話を構成することが有効か，それが治療の焦点となると考えられます。

　医療的な場に近いところで臨床活動を行っているからかもしれませんが，多くの医療的援助を要請したことのある患者・家族は，援助を受けるために医療

を利用しようとしながらも，そこで「思いがけない不安・不審」を作り出すような経験をしていることが少なからずあります。これまでの治療経過として扱われてきた出来事は，その多くが「医療に対する期待を裏切られてきた出来事」の歴史となっています。診断するという行為は，患者を不的確で逸脱した存在として分類することになっています。これは，必要以上に患者・家族の求めている援助を類型化することによって，結果的に求めていた援助以外のサービスを押しつけることにつながってしまっています。それは，援助者が被援助者より優位な立場に立ち，被援助者の状態を「判断」し，援助者の理解に基づいた「治療」を押しつけるという構造となっているからです。ただ，誤解のないようにしていただきたいのは，そこで援助者が行っている一連の手続きは，「作為的」「意識的」「意図的」にこのような不適切な対応をしているのではなく，むしろ，援助教育の初期段階から「診断」「治療」という治療の構造を理解・獲得し，それに準じた対応を行っているからにすぎません。むしろ，気づかないうちに「これが最も適切な対応である」と思い込んでしまう構造が，医療・援助教育の中にあるのです。このような中で言語システム論を積極的に用いることは，患者・家族にとって受けたいと思っていた援助の内容を明確にできるばかりでなく，求められている援助を把握するという部分にも応用できるものです。

　言語システム論を提唱したグーリシャンとアンダーソンは，彼らの行っている援助を「社会構成主義に基づく治療」として位置づけており，そこでは「ナラティヴ・セラピー」とは呼んではいません。特にアンダーソンは，「ナラティヴ・セラピーが操作的である」とさえ語りはじめているそうです。[12] 厳密な意味での彼らのアプローチが有効であるかどうかは，その社会で構成されている援助がどのようなものであるかによって異なるものとなります。したがって，現実の援助を求めている患者・家族にとって「適切」と思える援助を構成する

---

(12) HGI (Huston Galveston Institute) に留学研修中の市橋香代氏とのプライベート・コミュニケーション。2000年夏に，市橋氏からアンダーソンらが他のナラティヴ・セラピーの立場とどのような差別化を打ち出しているかについてのディスカッションから。

ために，このような言語システム論の立場を狭い意味ではなく，広く活用することが不可欠なものになると考えられるのです。

I-5 何のために話をしているのか

ベイトソンが『精神の生態学』の中で触れている「地と図の関係」と同様に，「治療行為と治療行為の説明」は，根本的に同じものではありません。似通ったモデルではありますが，結果的に事実を歪曲していることには変わりがなく，起こっている出来事そのものとは異なるものがあります。これは，臨床報告をする場合でも同様で，多くの場合「第三者的視点」「治療者の視点」のいずれかでないと，報告は書けないものでした。しかし，このいずれの視点であっても，臨床そのものを映し出してはいないとされてきました。

近年，社会構成主義という立場では，「物語」という立場の重要性が再認識されています。個々人の体験を物語として語ることは，個々の体験の断片を体系化する行為であると考えられはじめています。社会学の世界では，体験を語ることは体験の客体化といわれており，客体化された体験の体系が「物語」ということになります。そして，聞き手は客体化された体験を聞くことによって，他者の体験を内在化していることになります。そして，聞き手は内在化した物語を聞くという場の体験について，再度他者に語ることでその経験を外在化し，客体化された聞き手の「物語」を聞き取ろうとすることで再度内在化し……。このような複雑怪奇な相互作用が，現実の相互作用では起こっているものと考えられるのです。極論するならば，言語を用いて対話するという作業によって，個人の経験を客体化する共同作業が行われていると考えてもよいかもしれません。そうした視点から対話で利用されている言葉から物語を理解する指標の一つが，「言説」という視点です。

言説を説明しようとすると，記号論の基礎を理解しなければならないのですが，いくつかの引用から探ってみるといいかもしれません。まず，パーカー (Parker, I.) は，言説を「対象を構成する陳述の体系」と述べています[13]。これ

---

[13] Parker, I.: *Discourse Dynamics—Critical analysis for social and individual psychology.* 1992.

はこれである面わかりやすいのですが，はっきりしません。バー（Burr, V.）の説明はもう少しわかりやすいかもしれません。それは，「なにかの仕方でまとまって，出来事の特定のヴァージョンを生み出す一群の意味，メタファー，表象，イメージ，ストーリー，陳述，などを指している」と述べています。ゴブリン（Gubrium, J.）とホルスタイン（Holstein, J.）は，「『もの』が，それについて言及するにあたっての観点の外側にあるというのは，物理的な現実についての陳述ではなく，経験についての陳述なのである。経験の世界は，単なる物体と空間からではなく，意味と言語から成り立っている。その『もの』と言及が準拠する観点との関係の方が深いつながりがある」と述べています。いずれにしても，これらの説明だけで理解することは難しいと思います。

　人は，その言語を使用することによって自らの経験を他に伝えているのですが，個々人の経験と言葉との関連づけは，辞書に規定されているような「意味」だけではないはずです。たとえば，方言として用いられている特殊な言葉を標準的な理解に戻そうとしても，ぴったりするものがないということを考えて下さい。臨床でよく使用する関西圏で使われている「もったいない」という言葉の場合，標準語的・辞書的理解であれば「惜しい」という意味になりますが，ニュアンスによっては「可能性があることがあるにもかかわらず，それをしないことは惜しい」という意味になります。また，古くから大阪商人の挨拶として使われてきた「儲かりまっか」「ぼちぼちでんな」という「儲かる」という意味は，辞書であれば「利益が上がる」という意味になりますが，「あなたのことをよく知っている私ですから，あなたが元気にいろいろな発想で商売をやっているのを聞いていますよ」という意味で使われています。

　このように，言葉そのものの持つ意味だけでなく，その言葉を自分の経験を具現化するために使用する中で，その言葉がどのような言外の意味を包括するものであるかという個人的な前提のような意味が付与されることになります。

---

(14) Burr, V.: *An introduction to social constructionism*. 1995.（田中一彦訳：社会構築主義への招待―言説分析とは何か―，川島書店，1997。）

(15) Gubrium, J. F., Holstein, J. A.: *What is family?*. Mayfield Publishing, 1990.（中河伸俊・湯川純幸・鮎川潤訳：家族とは何か―その言説と現実―，新曜社，1997。）

このような言葉そのものの意味だけでなく，その言葉が使われる，いわば個人的経験の具現化のために使われてきた歴史的背景との関連によって生じた意味を含むものとして言葉を捉える視点が「言説」ではないかと思われます。それは，同じ経験や思想を背景にして特定の集団内で繰り返しある種の経験をしたことによって，ある言葉にその集団特有の他には理解できない特別な意味が生まれる場合も少なくないと考えられます。

相談に来る患者・家族は，このような特殊な言説を背景に「不適応」や「病気」「不全感」「痛み」などの経験について治療者に言葉を用いて伝えようとするのです。当然そこには治療者が理解しえない微妙な違いが生まれます。治療者には，その違いをできるだけ埋めようとする姿勢が不可欠であるのはいうまでもありません。ただ，この言説に視点を向ければ，患者・家族のこれまでの経験がより広い意味で理解できる指標であるとも考えられます。対話という社会的な場においてどこにでも見かけるやりとりが，治療という場においてのみ特別な効果を持つものとなるのは，この言説に対する影響を考えるのが一つのアプローチではないかと思います。

以下は試論として考えられる範囲のことを記すことになりますが，治療の中で起こっていることの説明について言説を意識した場合の試論です。

人が言説を意識せずとも使い分けているということは，ピアースとクローネンが提唱したような「枠組みの階層性」[16]が人には作られていると考えられます。いわば，個人的経験の波及効果の大きなものを階層上位に位置させ，その枠組みに一致したものを下位に置くという作業をくり返しているはずです。そして，そうした意味の階層性に照らし合わせて，新たな経験を位置づけるという作業をくり返しているのが，日常的な対話ではないかと思われます。この意味の階層性は，くり返し日常で確認されながら利用されているため，その全体が常に一貫してその人にとっての前提となっています。この階層に一致しない新たな理解の指標は，この階層の大幅な再構成を要請することになるため，容易には

---

[16] Pearce, W., Cronen, V.: *Communication, Action and meaning—the creation of social realities.* Praeger, 1980.

理解の指標が変更しないままとなります。

　一方，治療においてなされる会話は，この意味の階層性という前提を脅かすものとなる場合があります。様々な経験を治療者に語る中では，この意味の階層性に準じてエピソードを語るのですが，その聞き手である治療者は，彼らと異なる意味の階層を持っており，彼らが語るエピソードの強調点とは異なる部分に重きを置かないと全体が理解できないかもしれません。この差異を埋めるために発せられるのが「質問」です。彼らは，治療者からの「質問」に応対するため自らが意味の階層に照らし合わせをするのですが，この自らの経験を違った意味の階層に準じて言語化しようとすること，いわば，異なる視点から自らの経験をエピソードとして語ろうとすること自体が，自らの意味の階層を再検討することになると考えられます。

　この意味の階層を再構成するかどうかという検討が治療的な変化と呼ばれてきたものだとするならば，自らの持つ意味の階層を固持することと，新たな視点を取り入れるために意味の階層性を再構成することの違いが，変化の有無ということになるのかもしれません。

　この違いについて，臨床の場での経験を基礎として考えたいと思います。「人」にとって，個々の体験の様式は，それまでの体験を外在化し，客体化するという行為によって定義づけられており，その体験の切り取り方の違いが生まれやすいと考えられます。そこには，個々に使われている言葉の言説の差異を生み出すに至った個々の経験の集合があり，それが客体化されている中で再度個々の体験として再構成され続けていることになります。

　例えば，治療に行って個々人の体験を語っているにもかかわらず，その語りを治療者によって別の言葉で語り直されます。一旦経験を他者によって語り直されてしまい，それについて再度語り直しをするという体験をすれば，治療という言説には「体験を治療者が勝手に語り直すものなのだ」という意味がつけられ，これが治療に関するその人の言説を決定することになります。

　しかし，治療において語った言葉を，そのまま語り直すことなく治療者が内在化してくれるという体験をすれば，その治療者の語りは，これまで本人の客

第7章 システムズアプローチはどこへ？

体化してきた物語りとは異なるものであるという意味において，その人の意味の階層性の再検討が行われることになります。いわば，この治療者の語りを，もともとの治療という言説を再講成する材料とするか，これを例外的なこととするか，その意思決定をくり返すことが意味の階層性を再検討すべきかどうかというターニングポイントとなると思われます。

　このような対話を基本とした立場で「話すという行為」を考えた場合，常にある種の矛盾をはらむものとなります。それは，本節の最初で述べた段階からある「はたして心理療法は科学としての枠組みに耐えられるか，それとも芸術の一つなのか」という疑問に対する一つの解答を求める旅のような気がします。心理療法が言葉を介して行われる生産的な行為である場合は，ある程度理論化できたとしても，非生産的な結果となったときにそれをどのように説明すべきか，そこにこそ今後の理論面の発展が向けられるべきだと考えはじめています。

II システム理論の進化とともに

　この本の著作を引き受けて以来，一つひっかかっていたことがあります。それは，「この本が書き上げられるまでに，自分がシステムズアプローチを続けていられるか」というものでした。このように表現すると語弊があるかもしれませんが，数年前の一時期，臨床の世界を離れようと本気で考えた時期がありました。もしかするとその方がよかったのかもしれないと，別の意味で最近思っていますが，当時は真剣に「これさえわかれば，臨床はできなくなる」と，本気で考えていました。「これ」とは，ここで述べる「オートポイエーシス」というシステム理論のことです。

　これまでにも様々に説明しているので必要ないかもしれませんが，ここでのシステム理論は，初期のバートランフィー（Bertalanffy, L. V.）のシステム理論と異なるシステム論を流用しています。ここで述べる「オートポイエーシス」もその中の一つといってもいいのかもしれません。まず，私自身がどのように「オートポイエーシス」と出会い，そして前述のような畏怖をいだくように

なったのかについて述べることからはじめたいと思います。

II-1　オートポイエーシスとの接点

　最初に「オートポイエーシス」という言葉に出会ったのは，1989年だったと思います。その当時，「家族療法に関しては相当な理論家である」と噂されておられたトム（Tomm, K.）氏が日本に来られ，お話されるとのことでした。当時はまだまだ若輩者でしたから，どうにかしてでもその理論について理解したいとの思いが強くありました。そこで，強引に日本での講演のコーディネーターであった鈴木氏・牧原氏に，相当無理なお願いをし，お話を聞く機会をいただきました。

　ところが，トム氏の講演の事前資料としていただいた内容は，どうにも我が目を疑うものが含まれていました。理論家と噂のあったトム氏が変身されてしまっているような論文を手にし，「これは悪夢だ，悪夢に違いない」と自問自答した覚えがあります。果たして講演の当日，お話の中心は，なにやら新しい方法論のお話らしきこと，それも今では有名な「外在化」のことについて話しておられたのですが，その内容はといえば，数年前に他の学会で児島氏が話しておられた内容と同一であり，恐ろしい話ですが，「今更何を古くさいことをいっているんだ」としか聞けなかったように覚えています。

　しかし，トム氏の話はこれに留まらず，なにやら新しい認識論についての話まで飛び出す始末。そして，そこにはじめて登場したのがマツラナ（Maturana, H. R.）とバレーラ（Varela, F. J.）という生物学者の名前と，まだ日本語として定着していなかった「オートポイエーシス」だったというわけです。しかし，英語がまったくチンプンカンプンの私にとっては，「わからない」という印象しかありませんでした。なにより今考えれば，とてつもない認識論的転換を求められているという前提に気づかないまま話を聞いていたのです。だから，ま

---

(17)　この時点では「国立精神・神経センター精神保健研究所」，現在「国際心理教育研究所」所長の鈴木浩二氏。

(18)　現在も「小郡まきらは病院」院長の牧原浩氏。

(19)　この時点では「九州大学心療内科」，現在は「長崎純心大学人間心理学部」の児島達美氏。

第7章 システムズアプローチはどこへ？

だ十分な「ものの見方」がわかっていない私にとっては，わかっているはずの「ものの見方」に基づいてオートポイエーシスを理解しようとしたのですから，わかるはずもありません。帰阪の新幹線の中では混乱した自分の頭を落ち着かせることに躍起となっていました。

　経過を追うまでもなく，その直後にマツラナとバレーラの「知恵の樹」という本を手にすることとなりました。これこそが「オートポイエーシス」とのはじめてのご対面であったと思います。しかし，「よくわからん」というのが当時の印象だったと思います。なぜなら，「この本を理解するには，家族療法自体の認識論的転換がどの程度まで進んでいるのか」という，本場の現状についての理解が必要だという思い込みをしたからです。そこから約3カ月ほどの間に，とにかく論文を探し続けました。そしてやっと出会ったのが，1982年と1984年の4つの論文だったというわけです。

　しかし，これらが英文であったことは，私に「オートポイエーシス」との接近を遅らせた最大の因子となりました。また，他の仕事が忙しいからと自分に言い訳をしながらの翻訳作業は，遅々として進まず，結果的にその内容を理解できたのは1993年になってしまいました。やっとなるほど，とわかりはじめた段階で，まるで待ってましたとばかりに『現代思想』で「オートポイエーシス」の特集が組まれており，その中の河本の論文を読んでやっと何となく理解したというのが実態でした。しかし，翌年から臨床的応用に着手しようとしたのですが，いかんせん，「説明の切り口は斬新であるにもかかわらず，日々の臨床で最近意識していることとどう異なるのか」ということが自分でもよくわからないということが最大の難問となってきました。

　さて，先にも記しましたように，数年前に臨床をやめようと考えたというのは，この「オートポイエーシス」を臨床の説明言語として完成させることが，

---

(20) Maturana, H., Varela, F.: *El Arbol del Conocimiento*. Universitaria, 1984（管啓次郎訳：知恵の樹，朝日出版社，1987．）

(21) 第一章に示した1982年の *Family process* 21 のオールマン，デル，キーニーの3論文と，1985年のホフマンの論文を指す。

(22) 特集—オートポイエーシス—，現代思想 21-10，1993。

221

結果的にシステムズアプローチなどの臨床場面での「事象としての変化」を説明できるのではないかと考えたからです。そのためには，いっさいの臨床から手を引いてもいいと本気で考えるようになりました。しかし，元々頭の弱い私には，「オートポイエーシス」の専門領域である理系の勉強はできるはずもなく，何よりご飯が食べられなくなることが深刻な問題であったため，仕方なくあきらめようとしました。その意味もあって，1995年の日本家族心理学会で「オートポイエーシス」を臨床的に利用した視点というものについての発表を行ったのです。これはいわば「オートポイエーシスと決別するために」という思いでの発表のつもりでした。

　しかし，世の中それほど捨てたものではなく，こんな初歩的な発表に対して数名の方からお声がけをいただきました。そしていずれの方が口にされるのも，「是非今後もこの視点を臨床的に発展させていきましょう」という暖かい言葉であったと思っています。これに気をよくした結果，1996年には臨床的にオートポイエーシスを積極的に利用した視点からの説明を心がけ，日本家族研究・家族療法学会，日本家族心理学会，日本ブリーフサイコセラピー学会などでオートポイエーシス関連の発表を行いました。しかし，それらはあくまでも臨床的な応用について記したものではなく，むしろオートポイエーシスの紹介をかねた，オートポイエーシスの初歩的な視点の紹介にしかすぎなかったと思われます。

　その後，様々な切り口でオートポイエーシスの視点を導入しようとしたので

---

(23)　第12回日本家族心理学会一般演題「システム論的家族療法の応用 Part-2—関係者システムへのアプローチ事例—（吉川悟・阿部昇，1995）」。

(24)　第13回日本家族研究・家族療法学会一般演題「非線形モデルの発展としてのオートポイエーシス（吉川悟，1996）」。第13回日本家族心理学会一般演題「Keeney. B P. が『即興』という言葉に隠し去ったもの—『コミュニケーションの産出過程の作動』という説明が与えたもの—（吉川悟，1996）」。第6回日本ブリーフサイコセラピー学会一般演題「『治療者にいじめられてきた』と訴える患者とどう会話したのか—オートポイエーシスを説明方法として—（吉川悟，1996）」この3題が1996年のオートポイエーシスに関連した3題で，臨床の場での出来事をオートポイエーシスで捉え，よりオートポイエーシスに準じた臨床的対応をするための指標を提示している。その後，これらは，以下の論文となっている。[吉川悟：「治療者にいじめられてきた」と訴える患者とどう会話したのか—オートポイエーシスの視点を治療の説明として—，ブリーフサイコセラピー研究　6，pp. 61-81，1997。]

第7章 システムズアプローチはどこへ？

すが，現時点までこれまでのシステムズアプローチとの決定的差違が明確になったというよりも，単に視点が拡大したという方が近いのかもしれません。そこで，発展途上にあるオートポイエーシスの視点とシステムズアプローチの接点について触れることから，本書の作成段階までの臨床的応用の可能性までについて触れてみたいと思います。

Ⅱ-2 オートポイエーシスの基本的枠組みとは

　まず，オートポイエーシスとは，1972年にマツラナとバレーラが「オートポイエーシス—生命の有機構成—」という論文で提唱した言葉です[25]。生理学者であったマツラナとバレーラが，網膜の色彩選択に関しての特性を研究する中で生まれたのがオートポイエーシスの視点であったとされています。しかし，彼らのオートポイエーシスという言葉に込めた説明は，非常に不十分なものだったといわれています。その後，ルーマン（Luhmann, N.）が社会システムに応用する中で，ある程度システム理論としての骨子を整えだした，まだまだ新しい理論だと考えられます。最近では，こうした一連のオートポイエーシスに関して河本がその骨格を紹介しています[26]。

　しかし，河本が「オートポイエーシスの論理完成度はまだまだ低いレベルである」と明確に述べているように，十分な議論がなされた上で完成をみた理論ではありません。むしろ，未完成のままに紹介され，論理的完成度を高めつつあるシステム理論だといえるかもしれません。しかし，その基本となる視点の重要度は，システムズアプローチを繰り返し実践的に利用してきたからこそ，感じるのかもしれません。それは，オートポイエーシスが「システムとしての治療」を表現するためには，従来のような治療者の視点からの観察では意味がないと思われるからです。それは，治療システムで治療者と患者・家族が起こ

---

[25] Maturana, H., Varela. F.: Autopoiesis—the organization of living system. *Boston Studies*, 42, 1973. (河本英夫訳：オートポイエーシス—生命の有機構成，国文社，1991。)
[26] 河本の説明によるオートポイエーシスの解説は，以下を参照。[河本英夫：第3世代システム—オートポイエーシス4，現代思想 21-10, pp. 38-63, 1993] [河本英夫：オートポイエーシス，青土社，1995] など。

す相互作用がいずれかの一面的な意図によって成立するものではなく，相互作用の中で互いに影響しあいながら成立するものだからです。いわば，治療場面を説明するための方法として取られていた「治療者が○○した」という記述は，システムズアプローチであるからこそ不適切だと思われます。なぜなら，「治療という行為自体が治療の対象となるものである」とすれば，その相互作用は目的性を持っているかのように見えながら，部分的にはいっさいの目的を持ってはいないからです。

いきなり複雑な内容に入ってしまいましたので，少し話題を元に戻してみたいと思います。

まず前提となることから考えれば，従来のシステム論（動的平衡システム・自己組織システム）との差違を明確にしたいと思います。河本によれば，オートポイエーシスは，産出プロセス（新たな構成素を生み出すこと）を基本としたシステムで，従来のシステム理論と「自律性」「個体性」「境界の自己決定」「入出力の不在」という4点の差異があると述べています。これを理解するためには，その前提である「オートポイエーシスは，産出プロセスの循環によって成立しているシステムである」ということを理解することから入るべきだと思います。その上で「入出力の不在」を考えると，産出プロセス（新たな構成素を作り続けている回路）がシステムの構成素の産出プロセスに関わっているのであれば，そのシステムの外的条件はその産出をコントロールしたり影響したりするとは考えられないことになります。いわば，「外的条件は，産出関係を決定しない」のです。これをマツラナは「システムには入力も出力もない」とし，ルーマンは「閉じて作動するが故に開かれている」と表現しています。

この前提を取り違えると，せっかくの新たなシステム論が誤解に終わってしまいかねません。それは，他の3点についても同様で，「自律性とは，外的条件に関わらず，産出プロセスの作動をくり返すシステムであること」「個体性とは，その産出プロセスの作動を通じて，そのシステム独自の同一性を維持していること」「境界の自己決定とは，産出プロセスのネットワーク作動の範囲が境界として設定されていること」などを指し示しているのです。

オートポイエーシスの最も顕著な違いは,「観察者の視点の変更」だと思われます。コンストラクティヴィズム (constructivism) で取り上げられた「どこに現実を理解する視点を置くかによって,作られる現実は異なるものとなる」というこれまでの前提を覆したことと類似しており,これまでのシステム論の基盤であった「システムを外部から観察する」という視点そのものを否定し,新たにそのシステムの内部にあってそこで生まれている構成素の産出プロセスの中から観察する「内部観察」という視点を提供しているのです。

II-3 オートポイエーシスによってシステムズアプローチはどう変わるか

オートポイエーシスが新たなシステム論であるとすれば,システムズアプローチの前提であった部分を書き換える必要が生じているはずです。いわば,これまでのシステムズアプローチの前提のいくつかを変更しなければ,オートポイエーシスの考え方を取り入れられないことになります。

まず,これまで述べられてきたことと重複するのですが,システム思考の焦点を「制御から自律性」へと移し変えなければなりません[27]。これは,治療者が介入によって変化を引き起こすのではなく,患者・家族が変化を選択するという視点への転換につながります。特に,治療者と患者・家族のコミュニケーション相互作用に対する理解は大きく異なるものとなっています。これまでの外部観察の視点では,治療者がシステムの作動をコントロールすることによって,治療システムに変化を生み出すのだと考えられてきました。しかし,オートポイエーシスに基づく内部観察の視点では,患者・家族が治療者とのコミュニケーションによって新たに自らのコミュニケーションの再産出を決定することによって,患者・家族が変化を選択していくかのような結果が生じると考えるべきだと思われます。

このことを表すより基本的な視点の転換は,これまでのシステム論の視点のように「システムが問題を生む」とは考えず,「問題がシステムを規定する」

---

[27] Luhmann, N.: *Essays on Self-Reference*. Columbia University Press, 1990.(土方透・大澤善信訳:自己言及性について,国文社,1996。)

「問題について語ることがシステムを作り上げる[28]」というより臨床的な視点への変更が必要となります。これまでの治療では，不適応を改善するために「問題について語ること」が不可欠なことと考えられていました。しかし，解決のためになされてきたこの行為は，問題について語るコミュニケーションネットワークを作ることであり，治療対象となるべきシステムそのものを作り上げる作業となっていると考えます。これまでは，「まずシステムありき」という前提に基づいていましたが，このシステムの境界を決定していたのは観察者であり，「観察による同一性」がそれを保証していたと思われます。いわば，観察者・研究者が既存のシステムを特定し，その問題処理プロセスの中に問題を形成・維持する作動が含まれているものなのだと考えてきました。

しかし，オートポイエーシスの視点で治療を眺めれば，「まずコミュニケーションありき」という前提に至ります。そして，内部観察の視点に立てば，問題処理の目的を持った治療システムで再産出されるコミュニケーションが，治療という問題を含むネットワークシステムを形成していると考えられます。そして，この視点は，「作動による同一性」という，より現実の患者・家族そして治療者の産出する治療システムでのコミュニケーションを明確に示していることになります。

最後に，ルーマンは，「システムは，いかにしてノイズを内的プロセスの自己言及的ネットワークの働きを保証する情報へと変えることができるのかを理解する」という言葉を示しています。これは，コミュニケーションが自己言及的ネットワークとして機能し，再産出を支えるオートポイエーシスとなることについての説明です。臨床に当てはめれば，これまでのシステムズアプローチでは，コミュニケーションのルールをシステムが選択的に決定していると考え，治療者のコミュニケーションが患者・家族の中でミーニングフルノイズ (meaningful noise) となるようにしていると理解していました。しかし，コ

---

[28] Anderson, H., Goolishian H., Windermand, L.: Problem determined system—Towards transformation in family therapy. *Journal of Strategic & Systemic Therapy*, Vol. 5-4. pp. 1-13. 1986.

ミュニケーションの再生産プロセスをシステムが選択すると考えれば,治療者を含めた治療システムは,「あるコミュニケーションについてのコミュニケーションがコミュニケーションされる」とでも表現すべき繰り返しであり,コミュニケーションの再産出をくり返していると考えられます。

Ⅱ-4 オートポイエーシスを部分的に利用したシステムズアプローチ

このような認識論的変化の一部を受け入れ,それを具体的な方法論の中に組み込むことを考えた場合,コミュニケーションについての考え方を再度整理する必要が生じました。治療という行為によってコミュニケーションを再産出しているとすれば,そこで行っているコントロールということを突きつめる必要があると思われました。治療者が治療においてコミュニケーションを用いたサービスを提供している以上,そこに何が起こっているかを明示するため,そのコミュニケーションをバラバラに分解し,その一つ一つについて再検討すべきだと考えたからです。そこから生まれたのが,以下のような視点でオートポイエーシスの発想を流用しようとすることでした。

MRIのコミュニケーション公理では,「先行するコミュニケーションは,後続するコミュニケーションの枠組みを規定する」と考えられてきました。これは,語用論的言語使用を前提としてコミューケーションを捉えれば,「コミュニケーションは次に発生するコミュニケーションに制限を加える」というものです。これまでのシステムズアプローチでは,このようなコミュニケーションの特性を最大限に生かし,常に治療者が先行するコミュニケーションによる拘束を利用し,治療者のコミュニケーションによって患者・家族を一定のコミュニケーションを起こさせるように縛ってきたといってもいいかもしれません。これを仮に「先行するコミュニケーションの接続に関する一般的命題」としておきます。

一方,オートポイエーシスの視点でコミュニケーションを考えた場合,「後続するコミュニケーションは,先行するコミュニケーションとの接続の関連性によって先行するメッセージの枠組みを規定する」と考えられます。オートポ

イエーシスの視点では，個々のコミュニケーションが先行するそれまでのコミュニケーション，いわばそこまでのコミュニケーションの文脈によって再産出されたものであると考える以上，常に再産出されるコミュニケーションは，先行するコミュニケーションとの関連性に置いてのみコミュニケーションネットワークのつながりを規定していると考えられます[29]。いわば，後続するコミュニケーションが成立して，やっと先行するコミュニケーションとのつながりが規定されると考えるのです。これを仮に「後続するコミュニケーション接続に関する一般的命題」としておきます。

　これらのコミュニケーションの接続に関する視点は，全く異なる視点となっていることはご理解いただけたと思います。その上で「後続するコミュニケーション接続に関する一般的命題」を臨床に照らし合わせて考慮すれば，以下のように考えることもできます。

　治療システムでのコミュニケーションは，患者・家族からの訴えを抜きにははじまりません。それに治療者がどのようなコミュニケーションで応答するかによって，治療システムでの患者・家族の訴え方が大きく異なるものになることはよく知られています。治療システムを一定のシステムであるとすれば，ここでのコミュニケーションがどのようなシステムを作るかは，あらかじめ想定できるものではありません。いわば，治療システムでは，あるコミュニケーションについてのコミュニケーションがコミュニケーションされている状態だといえます。この現象は，「コミュニケーションの自己言及性を発生させるためのコミュニケーションについてのコミュニケーション」をくり返していると考えられます。これは治療者が一方的に行っているものでも，患者・家族が行っているものでもなく，その相互作用として作り上げられたコミュニケーションネットワークとして存在していると考えられるのです。

　このような治療者—患者間のコミュニケーションがオートポイエーシスであるという前提を含めて，再度システムズアプローチの治療過程を考えれば，

---

[29] 西阪仰：コミュニケーションのパラドクス，土方透・ルーマン編，来るべき知，勁草書房，1990．

「コミュニケーションの接続」に着目することができます。コミュニケーションの産出過程における互いのコミュニケーションは，先行するコミュニケーションに付随しているメタコミュニケーションによる拘束を受けながら，先行するコミュニケーションと後続するコミュニケーションの関連性を創造しつつ，より後続するコミュニケーションへの拘束を行うという作業をくり返していることになります。この段階を理論的な相互影響性を考慮して整理すると，次のようになると思います。

(1) 治療者がコミュニケーションを発する際の規定を，患者・家族のコミュニケーションによって拘束されていること（MRI のコミュニケーション公理）

(2) 治療者がコミュニケーションを発することによって起こる患者・家族のコミュニケーションとの関連性を創造すること（西坂のセット）

(3) 治療者のコミュニケーションによって患者・家族の後続するコミュニケーションを拘束すること（MRI のコミュニケーション公理）

(4) 治療者のコミュニケーションに応対して患者・家族が後続するコミュニケーションを発することによって先行する治療者のコミュニケーションとの関連性が創造される影響を受けること（西坂のセット）

このような複雑な説明を具現化すべきだということのために整理したのではありません。むしろ，このような相互拘束の中でも，従来言われていたような「治療者が患者・家族を操作する」ということはありえないことがおわかりいただけると思われます。そして，内部観察の視点からは離れますが，それでも治療者が治療における責任性を負うという社会的な意味での治療の主体性を述べるとすれば，ほんのわずかな局所的なコントロールが存在するだけであると考えられます。

オートポイエーシスにおけるコミュニケーションを考えた場合，現実の臨床的な場に立ち戻って考えることは，これまで以上に複雑なものとなっているように思われます。あえてこのような複雑な視点を導入することの有用性は，治療者が患者・家族とのコミュニケーションをどれほど細かく観察すべきもので

あるのかについての証明であり，治療者の患者・家族のコミュニケーションを観察することに多様な枠組みの階層性を創造できるきっかけがあると思われます。そして，治療者は，そのような観察についてコミュニケーションによって明示しながら，新たに自己のコミュニケーションを再産出するプロセスをくり返し続ける中で，互いの意味の階層性に変化が起こるものであると考える方が，より臨床的事実を包括しているように思えるのです。

　最後に，このような複雑な視点が臨床に持ち込まれることは，ある面で臨床を科学に近づけ，より高度な専門的なコミュニケーション技能を必要とすることの証の一助になると思います。だだ，一方では，このような高度な専門性を常に獲得することが必然となることが，より広範な臨床サービスの提供を遅らせることにもつながるものとして危惧していることを付記しておきたいと思います。

Ⅲ　2人のシステムズアプローチを振り返って

　システムズアプローチという考え方は，まだ世間に出たばかりの雛の考え方にすぎません。今後どのような形で発展していくかといえば，誰にもわからないことであり，それこそ数年後には消え去ってしまっているかもしれないほど，まだまだ未熟な考え方にすぎません。

　治療という行為を原点に帰って考えてみるとわかりやすいかもしれません。治療という行為が成立するためには，当然ですが，来談者が存在しなくてはなりません。その来談者は，治療者に何らかの要望を持って面接の場に臨んでいることになります。それは，夢のような理想像かもしれませんし，精神的・心理的困窮状態の改善かもしれませんし，もしかするとより現実的な行動レベルの問題かもしれません。あるいは，ただ単に愚痴を聞いてくれることを期待している場合だってありうることなのです。いわば，患者・家族の期待というものは，一定のものではなく，その場その場で随時変化しているものなのです。

　そうした何らかの期待や要望を持っていることについては，治療者は素直に

第7章 システムズアプローチはどこへ？

その内容に耳を貸さねばならないことになります。言葉や態度や雰囲気など，使えるものは何であっても，何らかの方法によって患者・家族は期待や要望を伝達することから治療は始まります。すでにそこでは，治療が患者・家族に合わせること，いわゆるジョイニングがなされなければならないのです。そこで必要なことは，治療理論でもなければ，治療方法の選択でもありません。とにかく治療者が患者・家族の状況にジョイニングすることであり，要請されているのは治療者の治療の場における態度そのものだけなのです。

また，近年の病理に対する考え方も大きく変わりつつある情勢にあります。これまでは病理を特定するための作業が不可欠とされてきたにもかかわらず，その一連の作業自体が病理を固定するために機能しているとされはじめています。問題や病理，どこが良くないのかについて話すことは，結局自分たちがいかに良くない状況や問題を持っているのかを，より強く意識づけすることにつながり，結果的に問題を硬直化させるということです。

治療関係についての提言じみた内容の本は，様々に見られます。しかし，その提言の内容は，ある設定の中での特別な治療場面についての記述であって，治療者全体に対する認識を変更することを要請するものとはなっていません。むしろ，「こんな困ったときには，このようにすればいいのではないか」という意味でのハウツー本になりかねないと思います。

システムズアプローチが未成熟であることは間違いないのですが，一方では心理療法の統合に向けた可能性を秘めているとも考えられます。たいそうな理論背景を持つ様々な心理療法を包括するには，ある程度全体包括するものである必要があると考えがちですが，必ずしもそういった理論を統合する必要があるとは思われません。

たとえば，現在すでに世に提出されている指標となる論文は，治療者Hの「行動療法家から家族療法家へ」という馬鹿げた題名の論文にあるかもしれません[30]。なぜ馬鹿げているかについて述べるならば，行動療法の理論に準拠した

---

(30) 東豊：行動療法家から家族療法家へ，石川元編，家族療法と行動療法，現代のエスプリ 272，pp. 124-131，1990。

治療戦略を構築してはいますが，治療の対象として家族を巻き込み，関係者の相互作用が変化をするための方法として行動療法を利用したにすぎないからです。行動療法家を満足させるための内容ですが，システムズアプローチを理解している人が読めば，いかに馬鹿げているかがわかると思います。この論文は，ある意味では「行動療法に基づくシステムズアプローチの症例」と紹介する方がよいくらいだと思える部分も少なくありません。

また，治療者Yも「母子同席面接における催眠療法的アプローチ」という突拍子もない論文を記しています。催眠療法でも，通常は用いない同席並行催眠療法やそれに類する症例を記しています。治療の方法論的には催眠療法の手続きを経ていますが，そこにはやはり関係者の相互作用が変化することを意図して催眠療法という方法を利用しているにしかすぎません。催眠療法という枠の中には収まりきらないものであることは確かですが，相互作用の説明用語を変えればこのように記述できることを示しています。これも馬鹿げた名称ですが，「催眠療法に基づくシステムズアプローチの症例」として紹介すべきものだともいえるかもしれません。（ただし，このような心理療法は，これまでに誰かが述べたわけではなく，たぶんそれぞれがはじめて語ったものであり，そこには「統合」などという大それた意図はないと思います。）

このような冗談みたいな治療方法を成立させるに至った種明かしをすれば，そこには共通因子としてのシステムズアプローチがあるといってもいいかもしれません。何が違うのかについての様々な視点は，すでに本書で述べたことと重複しますが，何よりもまず「治療における治療者の言動」を最重視したものだということです。これまでの様々な心理療法の多くは，治療が体系化されていたり，方法論が一定の準拠枠となって治療者を不自由にしていたり，結果的にいうならば，理論によって治療者が一定の行動をとることをよしとする姿勢があったということです。治療者たちの自由を奪うものが理論であって，決して治療に対する治療者の「モノの見方」にはなりえなかったということです。

---

(31) 吉川悟：母子同席面接における催眠療法的アプローチ，催眠学研究 39-1, pp. 1-6, 1995。

あとがき

　本書では，東豊の臨床を借りた形で，システムズアプローチというものの実体を示したかったのですが，どれほどのことができたのでしょうか。心許ない思いで一杯です。

　本当は，東豊のケースを私が解説し，それを再度東がコメントする，その逆に私のケースを東が解説し，私がコメントするという構図をとりたかったのですが，それぞれいつの間にか多忙となり，スケジュール調整ができずとなり，実現できていません。いずれかの機会にと考えています。

　なにより，本書の作成には約5年近い年月が経過しています。とりかかったのが1995年だったと記憶しています。まず，この本の制作のために多大なご迷惑をかけた方々にお詫びをさせていただきます。最初は，広島ファミリールームの村上雅彦氏との三者の共著ということでした。しかし，東・村上氏共に私以上に多忙で，編集のためのスケジュールがとれなくなってしまいました。その間95・96年と二度もディスカッションの場を設けましたが，本書でもその部分はわずかしか使っていません。そのディスカッションの場に協力していただいた，奈良医科大学の中西善久氏，鳥取大学医学部の北村夏美氏，コミュニケーション・ケアセンターの阪幸江氏，そして何より予定していた共著者として協力いただいた村上雅彦氏に，お礼よりもお詫び申し上げます。せっかくのディスカッションを十分に使えないままとなった私の無能をお許しください。

　この間，東豊は，九州大学医学部心療内科，鳥取大学医学部精神科，そして現在神戸松蔭女子学院大学と臨床の場を転々とし，世に東の名前を知らない人はいなくなっています。しかし，その実体は，なかなか見せてくれない側面があれこれあると耳にします。それが本書の中に少しだけ出せたこと，それが唯一の自慢です。

一方，私はシステムズアプローチ研究所から動かず，97年からコミュニケーション・ケアセンターというブリーフセラピーの専門施設も主宰するようになりました。相変わらず腕もないのに臨床づけの毎日となっています。
　このように経歴の概要を並べると，どうして私が解説をしているのか，不思議で仕方がありません。しかし，それも別の目で見れば当然のように思えます。なぜなら，私は勉強しないと臨床ができませんが，東は自分で臨床を作り続けています。とすれば当然なのかもしれないからです。
　そして，幾度も催促の電話をいただきながら，他の〆切ばかりを守ってこの原稿を最後にしてきたにもかかわらず，ねばり強く「待っています」と言い続けていただいたミネルヴァ書房の寺内一郎氏には合わせる顔もありません。心より感謝する次第です。そして，これまでの我々の臨床にお付き合いしていただいた多くの患者・家族の方々に，我々の臨床を支え続けてくれた関係者の皆様に，心より感謝する次第です。
　前著書のときも，「当分これで書くことないでしょう」といわれましたが，その時は「そうでもないです」と話した記憶があります。しかし，今回は本当に「当分書く気にはなれない」というのが包み隠さない心境です。
　最後に，最後の最後まで「任せるわ」という一言で，励ます以外何もせず，私をこき使い続けていただいた東豊に，お詫びと共に感謝する次第です。

吉　川　　悟

〈著者紹介〉

吉川　悟（よしかわ　さとる）
　　1958年　滋賀県生まれ
　　　　　　和光大学人文学部卒業　臨床心理士
　　　　　　現在，システムズアプローチ研究所代表
　　　　　　龍谷大学文学部教授
　　　　　　日本家族研究・家族療法学会副会長
　　著　書　『家族療法』（ミネルヴァ書房）
　　　　　　『ドラマとしての心理療法』（創森出版）
　　　　　　『システム論から見た学校臨床』（編著　金剛出版）など

東　豊（ひがし　ゆたか）
　　1956年　滋賀県生まれ
　　　　　　関西学院大学心理学科卒業　臨床心理士
　　　　　　九州大学医学部心療内科，鳥取大学医学部精神神経科などを経て，
　　　　　　現在，神戸松蔭女子学院大学文学部心理学科教授
　　　　　　趣味，犬とクラシック音楽　座右の銘「世間人間万事塞翁馬」
　　著　書　『セラピスト入門』（日本評論社）
　　　　　　『セラピストの技法』（日本評論社）など

　　　　　　　　　　　　システムズアプローチによる
　　　　　　　　　　　　家族療法のすすめ方

2001年5月6日　初版第1刷発行　　　　　　　　　検印廃止
2010年2月20日　初版第3刷発行

　　　　　　　　　　　　　　　　　　定価はカバーに
　　　　　　　　　　　　　　　　　　表示しています

　　　　　　著　者　　吉　川　　　悟
　　　　　　　　　　　東　　　　　豊
　　　　　　発行者　　杉　田　啓　三
　　　　　　印刷者　　坂　本　喜　杏

　　　発行所　株式会社　ミネルヴァ書房
　　　　　　607-8494　京都市山科区日ノ岡堤谷町1
　　　　　　　　電話代表　(075)581-5191番
　　　　　　　　振替口座　01020-0-8076番

　　　Ⓒ吉川，東，2001　　冨山房インターナショナル・兼文堂
　　　　　　ISBN 978-4-623-03365-2
　　　　　　　　Printed in Japan

書名	著者	判型	頁数・価格
カウンセリング辞典	氏原　寛他編	四六	700頁 本体5,500円
学校カウンセリング入門	友久久雄編著	A5	226頁 本体2,400円
今なぜスクールカウンセラーなのか	氏原　寛 村山正治 編著	A5	256頁 本体2,500円
ミュージックセラピィ	稲田雅美　著	A5	232頁 本体2,800円
学校カウンセリング	氏原　寛 谷口正己 東山弘子 編	A5	232頁 本体1,800円
幼児保育とカウンセリングマインド	氏原　寛 東山紘久 編	A5	280頁 本体2,600円
カウンセリング初歩	氏原　寛 東山紘久 編	四六	248頁 本体1,600円
児童青年期カウンセリング	山崎史郎　著	A5	240頁 本体3,000円
コミュニティ心理学	山本和郎監訳	A5	398頁 本体4,800円
家族療法	亀口憲治編著	A5	280頁 本体2,800円

ミネルヴァ書房

http://www.minervashobo.co.jp/